U0284590

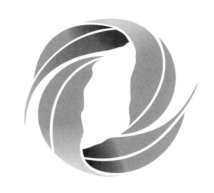

山西药茶

— SHANXI YAOCHA —

《山西药茶》编委会 编

山西出版传媒集团
山西科学技术出版社

图书在版编目（CIP）数据

山西药茶 /《山西药茶》编委会编. —太原：山西科学技术出版社，2020.8

ISBN 978-7-5377-6016-4

Ⅰ. ① 山… Ⅱ. ① 山… Ⅲ. ① 茶剂—研究—山西 Ⅳ. ①R944.2

中国版本图书馆CIP数据核字（2020）第141576号

山西药茶

出 版 人	赵建伟
编 者	《山西药茶》编委会
责 任 编 辑	宋 伟
设 计 总 监	王春声
装 帧 设 计	华胜文化

出 版 发 行	山西出版传媒集团·山西科学技术出版社
	太原市建设南路21号　邮编：030012
编辑部电话	0351-4922078
投 稿 邮 箱	shanxikeji@qq.com
发行部电话	0351-4922121
经 销	全国新华书店
印 刷	北京今日风景印刷有限公司

开 本	889毫米×1194毫米　1/16
印 张	11
字 数	178千字
版 次	2020年8月第1版　2020年8月第1次印刷
印 数	1-3000册
书 号	ISBN 978-7-5377-6016-4
定 价	118.00元

《山西药茶》编委会

编委会主任： 吕岩松　王　成

编委会委员： 雷建国　梁敬华　乔建军　鞠　振

夏　祯　骞　进　张和平　贾新田

胡彦威　荆作栋　李安平

编 写 人 员：（按姓氏笔画排序）

王永辉　王俊斌　冯向宇　冯耀斌

朱建华　刘丽萍　刘瑞宇　安　海

闫会心　闫娟娟　李亚梅　杨继红

连　军　吴俊华　张玉文　张希成

张国园　尚慧辉　赵建伟　贾震文

高小勇　郭红萍　郭建丽　曹　淼

董利斌　谢一兵　穆铁柱

执　　　笔： 施怀生　齐永红

山西药茶

　　山西，是中华农耕文明和手工业文明的发祥地之一，也是中医药科技文明的发源地之一。这里，尧天舜日，表里山河，东耸巍巍太行壮筋骨，西临九曲黄河化灵魂，北连莽原大漠通九塞，南望辽阔中原守根本。千百年来，勤劳勇敢的历代先民在这里创造了光辉灿烂的历史文化，在中华文明的浩瀚长卷中独树一帜。山西药茶就是这一灿烂文化的典型范本。

一、山西药茶是神农养生文化的结晶

　　炎帝神农作为中华农耕文明的始祖，创立了不朽的功勋。我们知道，神农是一个世代传承的庞大部落的统称，这一部落由小到大、由弱到强，其生产、生活轨迹遍布以南太行为中心的黄河流域，特别是炎帝、黄帝两大部落合并之后，形成了以太行山为依托，逐步向南拓展之势。因此我们说，南太行地区是神农文化的最早起源地之一。

　　山西有关神农的遗迹和文化非常丰富，其中仅仅在上党地区现存有关炎帝神农的庙宇就有 53 座，特别是在高平就有炎帝行宫、炎帝寝宫、炎帝中庙、羊头山炎帝高庙等庙宇院落 35 座，羊头山上还有保存完好、价值较大的神农城、神农井、神农泉、五谷畦、耒耜洞等历史遗存，形成了非常完整的炎帝文化遗存的区域体系。在历代文献中，从先秦时期的《管子》《山海经》、晋代的《上党记》、北魏的《风土记》、唐代的《黑暗传》、北宋的《太平寰宇记》，到明代的《山西通志》《泽

州府志》、清顺治年间的《高平县志》等，有关高平的炎帝文化的记载很多。当地还保存有关炎帝活动的石碑 110 余通，时间跨越 1500 余年。有关神农的祭祀活动历史悠久。根据文献记载，从元代开始已有官方举办的祭祀炎帝活动，民间祭祀更是非常活跃。迄今为止，高平依然于每年农历四月初八举行祭祀炎帝神农的活动。

神农也是中医药科技文化的奠基人之一。《淮南子·修务训》指出："神农乃始教民，尝百草之滋味，当时一日而遇七十毒，由此医方兴焉。"《史记补·三皇本纪》记载："神农氏以赭鞭鞭草木，始尝百草，始有医药。"历代文献对神农多有"医方兴焉""始有医药""和药济人""医道立矣"等记载和评价。

以神农为代表的原始先民，在长期与疾病斗争的实践中，创立了独具特色的养生文化，这些养生理论成为中医药科学的核心所在。主要体现在以下几个方面：一是天人相应的养生文化。《黄帝内经》中"人以天地之气生，四时之法成""天食人以五气，地食人以五味""人与天地相应者也"充分体现了人与自然的共生关系。天人相应思想除揭示人与自然的一般性关系之外，主要体现在精气为本、阴阳互根、五行守序等标志性学术体系中，其核心是人与自然遵循着共同的规律。二是致中求和的养生文化。《黄帝内经》确立了"谨察阴阳所在而调之，以平为期"的衡量标准与总体目标，即调阴阳致中求和、调气血致中求和、调虚实致中求和、调营卫致中求和、调脏腑致中求和、调经络致中求和、调升降致中求和、调表里致中求和、调寒温致中求和、调情志致中求和、调瘀痹致中求和、调饮食致中求和、调劳逸致中求和等一系列原则和方法，最终达到"阴平阳秘，精神乃治"之养生保健目的。三是顺应四时的养生文化。其基本原则就是"法于阴阳、和于术数、起居有常"和"虚邪贼风，避之有时"，强调要顺应四时气候的特点，以调摄精神情志，形成了"春夏养阳，秋冬养阴"的基本观点。四是异法方宜的养生文化。中医学非常重视不同区域特定的气候环境对人体健康的影响，主张顺应地理特点养生保健。《素问·五常政大论》指出："地有高下，气有温凉，高者气寒，下者气热，故适寒凉者胀，之温热者疮。"同时，不同地域的动植物分布也不同，形成了不同的饮食习惯，丰富了因地制宜的养生文化。

山西药茶是以神农为代表的中医药养生文化的重要载体。传承发展药茶文化、做大做强药茶产业是我们的使命所在。

二、山西药茶是太行本草文化的典范

山西地处黄河中游，黄土高原的东部，华北大平原的西侧，东界为太行山主脉，西界为黄河中游峡谷，南北两端是中条山、恒山，黄河绕经西部和南部。地貌类型复杂多样，有山地、丘陵、高原、盆地、台地等，海拔落差大，土壤以各种褐土为主，具有春季干旱、夏季多雨、秋季爽朗和冬季寒冷干燥的气候特点。

生态地理学术界将山西省在宏观尺度上划分为七大生态地理区：一是小型盆地丘陵区，二是低山丘陵区，三是丘陵区，四是南部盆地区，五是山地区，六是中东部盆地区，七是盆地山地区。这些地理特征形成了以耐旱、耐寒为主体的植被结构，构成了高山草甸、针叶、针阔混交、乔灌混交、木本草本混交的梯次布局。分属于海河水系的桑干河、滹沱河、漳河与黄河水系的汾河、沁河、涑水河等河流构成的灌溉系统，为水分依赖性植物系统的发育提供了条件。

在国家有关部门公布的《既是食品又是药品的物品名单》中，属于山西道地和大宗产品的有党参、黄芪、山茱萸、山药、山楂、桑叶、桑葚、桔梗、甘草、马齿苋、火麻仁、黄精、玉竹、茯苓、白扁豆、白扁豆花、决明子、枸杞子、百合、杏仁（甜和苦）、桃仁、沙棘、赤小豆、麦芽、大枣、酸枣、酸枣仁、郁李仁、小茴香、小蓟、金银花、姜（生姜和干姜）、莱菔子、淡豆豉、菊花、紫苏、紫苏子、葛根、槐米、槐花、蒲公英、鲜白茅根、鲜芦根、薄荷、薏苡仁、薤白等。大自然的神工造就了山西药茶多样化的特性，成为该产业发展不可替代的先天优势。

三、山西药茶是晋商创新文化的代表

说到山西，让人津津乐道的当属晋商文化，而晋商的兴起，与药材贸易和茶叶贸易密切相关。

明清时期名闻天下的"北方四大药会"中，有两个在山西境内，即鲍店药材大会和解州药材大会。长子县的鲍店镇，曾经是中原向北和关中向东的交通枢纽，早在宋元时期就已出现小型化的药材交易活动，明清时期发展为规模盛大的药材大会，持续数百年。兴盛时期，吸引了天下药商在此云集，尤其是在川、广、闽、贵等省影响极大，极盛期有西藏、青海、广东、云南等地的药材客商前来交易，每年官府可收税达万两白银。主导药材大会的当然是潞州药商，他们既是参与其中的交易者，又是大会的主办者和服务者。另一个是解州药材大会，源起于解州关公庙会，随着药材交易成为主体，逐渐发展并分化为粗药市场和细药市场。最大药材商是中兴复药行，在全国四大药材市场中名声显赫，独占鳌头。

更重要的是，晋商曾经也是中华茶文化传播的主要推动者。福建武夷山、湖南

安化、湖北羊楼洞等著名产茶区，都曾是晋商创业之地，而且晋商还是武夷山红茶、安化黑茶、羊楼洞砖茶等知名茶品商品化的开拓者。由晋商开辟的万里茶路是一条重要的国际贸易通道。万里茶路起于福建武夷山，经江西、湖南、湖北、河南、山西、河北、内蒙古，穿越沙漠戈壁，经过库伦到达通商口岸恰克图，既有水路又有陆路，到达俄罗斯后又向西延伸到达新西伯利亚、莫斯科、圣彼得堡等城市。可以说，万里茶路是继丝绸之路之后，由晋商为主体开辟的新的国际化贸易通路，极大地推动了国际贸易的发展，并且成为中华茶文化传播的全新通道，从而也确立了原本不产茶的山西籍商人在中华茶产业、茶文化中的重要地位。正可谓：万里茶路晋商开，天下晋商半茶商。

四、山西药茶是经济转型发展的先导

探索一条资源型经济转型发展的全新路径，是党中央国务院赋予山西的使命，也是山西省委、省政府坚定不移的发展目标。药茶产业已经被明确为新型支柱产业。省委经济工作会议指出：要推动山西药茶产业提质升级，努力打造中国第七大茶系。这一决策并不是率性而发，而是有其特定的经济社会发展背景的。首先，随着经济社会的发展和人民群众对健康生活的日益重视，健康消费正在成为全社会非常强劲的消费增长点。其次，中医药具有养生保健的系统理论和优势技术，是产品创新和市场开发的最佳选择。再次，山西具有丰富的可药可茶的药食两用中药材资源。山西药茶，就是选取山西主产且适宜制茶的药食两用道地药材（含新食品原料和本省食品安全标准收载的地方特色食品）为主要原料，或单品入茶，或按照中医

养生和组方理论配伍，还可适量添加原茶；采用制茶与制药复合工艺：花卉、叶芽类精制入茶，果实、种子类炮制入茶，根茎、皮质类提取入茶，进而制成了仿茶类饮品。这类饮品既保持了茶品的馨香，又融入了养生的功用，同时改善了药物的寒热偏性和苦涩口感，克服了定量定时的限制，适宜于长期和适时饮用，可在品茶中实现养生保健之目的，实现了医道与茶道的完美融合。

正所谓以药制茶，化药为茶，茶载药效，药随茶形，药取功效，茶取味道，茶药融合，相得益彰。

正如山西省委书记楼阳生同志在山西药茶发布会所指出的那样，山西药茶历史悠久，原料道地，工艺成熟，口感独特，功效确切；山西药茶之功效，完全契合"高品质生活"之内涵，高雅而又具疗效；以道地药材为山西药茶之本、之源、之根，原材料必须要道地而不能有人为之添加；炮制方式取之于茶道，又要超然于茶道，这个过程本身必须要有一种性情，方能赋予药茶之灵魂；山西药茶应该让更多的国人享之、用之。

天地灵秀气，百草皆可茗。在不远的将来，山西药茶一定会成为中国茶叶家族中的新成员、中国茶产业体系中的生力军、中国茶文化领域的佼佼者。当我们再次唱响《人说山西好风光》的旋律时，随之高歌的一定会是"表里山河药茶香"的全新乐曲。

当《山西药茶》付梓刊印时，有感于山西养生文化、本草文化、药茶文化的厚重，心有所思，草成一篇，置于书首，权以为序。

《山西药茶》编委会

2020年8月

PREFACE

Shanxi Province is located in the middle reaches of the Yellow River who flows through its southwest part, the east of the Loess Plateau and the west of the North China Plain. The east boundary is Taihang Mountains with middle reaches canyon of the Yellow River being the west boundary and Zhongtiao Mountain and Heng Mountain being the north and south boundary respectively. Surrounded by mountains and rivers, Shanxi is complex and diverse in landforms and with the climate characteristics of dry spring, rainy summer, cool autumn and cold winter. This unique ecological geography conditions have nurtured Chinese agricultural civilization and traditional Chinese medicine civilization. Chinese ancestors represented by Shennong have created a unique health culture and formed the health viewpoints of "follow the guide of Yin Yang and nature to live a regular daily life", "Nurturing Yang in spring and summer and nurturing Yin in autumn and winter".

Shanxi merchants rose from the 17th century to the 20th century, and then became the first of China's top ten commercial groups and they were closely related to medicinal materials and tea trade. The tea trade route opened by Shanxi merchants started from Fujian and reached cities such as Moscow and St. Petersburg in Russia. It is another new international trade route after the Silk Road, and it has become a new process for the spread of Chinese tea culture. Shanxi merchants have now become the pioneers and promoters of the tea commercialization and tea culture. As an old saying goes: Shanxi merchants open the trade route worldwide and half of them are doing tea business.

Today, traditional Chinese medicine bears the brunt of becoming the best choice for the innovation of health care products and new health markets development. Because the systematical theories and advanced technologies of traditional Chinese medicine in health care are meeting the needs of the development of the economy and society and the increasing pursuit for a healthy life. There are abundant edible medicinal materials that can be used as tea and drugs in Shanxi province. Medicinal tea in Shanxi has a long history and mature technology. It is made of geo-authentic crude drugs and combined according to traditional Chinese medicine health care theories. The flowers and leaves are refined, the fruits are concocted and the roots and rinds are extracted to make this tea drink. Medicinal tea not only maintains the fragrance of tea, but also integrates the function of health care, and it also improves the cold and heat bias of herbs and bitter taste of the medicine. By overcoming the limitation of boiling water, it is now suitable and convenient for long-term and timely drinking. Drinking tea is not more than a taste of flavor but also with the function of health care. It has achieved the perfect combination of medicine and tea ceremony.

Nature is the mother of all, and every herb has its own function in it. The processing method of Shanxi medicinal tea is originated from Chinese tea ceremony and then developed its own characters. This medicinal tea comes from medicinal herb with health care function and then becomes a special drink with a tasty flavor with a great balance of tea and medicinal herbs.

目 录

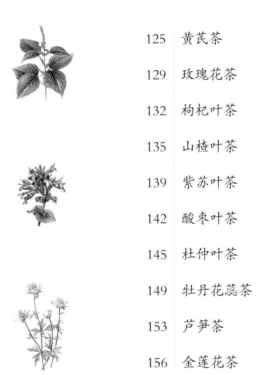

山西药茶的历史与文化

（一）禀赋
——从太行到黄河的自然生态

山西地处黄河中游、黄土高原的东部、华北大平原的西侧，东界为太行山主脉，西界为黄河中游峡谷，南北两端分别是中条山、恒山，黄河绕经其西部和南部。南北介于北纬 34° 34.8′ ~ 40° 43.4′ 之间，东西介于东经 110° 14.6′ ~ 114° 34.4′ 之间，大部分地区在海拔 1000 米以上，最高处为东北部的五台山，海拔达 3058 米，是华北地区最高峰，最低处为南部边缘运城垣曲县西阳河入黄河处，海拔仅 180 米。地貌类型复杂多样，有山地、丘陵、高原、盆地、台地等，其中山地、丘陵占 80%，高原、盆地、台地等占 20%，土壤种类包括淋溶褐土、褐土、石灰性褐土、盐化潮土、淡栗褐土、栗褐土等。全省各地年降水量为 358 ~ 621 毫米，季节分布不均，夏季 6 ~ 8 月降水相对集中，约占全年降水量的 60%。气候为温带大陆性季风气候，具有春季干旱、夏季多雨、秋季爽朗和冬季寒冷干燥的气候特点。

生态地理学术界将山西省在宏观尺度上划分为七大生态地理区：

一是小型盆地丘陵区，包括芦芽山、吕梁山以东，忻定盆地和太原盆地丘陵区，系舟山和太岳山以东太行山主脉的小型盆地丘陵区。最高气温 14.2 ~ 21.2℃，最低气温 -8.0 ~ 5.3℃，无霜期在 190 天左右，全年日照时数 2586.7 ~ 2933.6 小时，平均气温 4.6 ~ 10.6℃，森林覆盖率 20.09%。

二是低山丘陵区，包括上党盆地东部和北部、太岳山和临汾盆地以东的低山丘陵区。最高气温 14.2 ~ 21.2℃，最低气温 13.9 ~ 23.0℃，无霜期在 167 天左右，全年

日照时数 2200～2593.6 小时，平均气温 8.3～9.5℃，森林覆盖率 16.93%。

三是丘陵区，主要为芦芽山山区。最高气温 11.5～12.3℃，最低气温 −3.7～−1.6℃，无霜期在 118 天左右，全年日照时数 2811.9～2838.6 小时，平均气温 4.0～4.6℃，森林覆盖率 50.53%。

四是南部盆地区，包括临汾盆地和运城盆地。最高气温 17.1～36.4℃，最低气温 −4.5～9.6℃，无霜期在 206 天左右，全年日照时数 2213.3～2658.4 小时，平均气温 12.2～13.8℃，森林覆盖率 22.72%。

五是山地区，包括五台山区、系舟山区。最高气温 11.8～14.5℃，最低气温 −3.8～3.5℃，无霜期在 146 天左右，全年日照时数 2685.2～3011.6 小时，平均气温 3.6～7.9℃，森林覆盖率 16.36%。

六是中东部盆地区，包括忻定盆地、太原盆地、上党盆地。最高气温

15.1~29.9℃，最低气温 –6.0~5.8℃，无霜期在 178 天左右，全年日照时数 2339.2~2802 小时，平均气温 8.4~11.8℃，森林覆盖率 1.63%。

七是盆地山地区，包括大同盆地、恒山山区、洪涛山区和吕梁山中部区。最高气温 11.6~24.5℃，最低气温 –9.3~4.3℃，无霜期在 159 天左右，全年日照时数 2697.3~2906.5 小时，平均气温 5.4~10.1℃，森林覆盖率 17.68%。

综上，山西全省的生态地理条件具有海拔落差大、土壤种类多、降水分布不均匀、无霜期相对短等特点，形成了以耐旱、耐寒为主体的植被结构，构成了高山草甸、针叶针阔混交、乔灌混交、木本草本混交的梯次布局。分属于海河水系的桑干河、滹沱河、漳河与黄河水系的汾河、沁河、涑水河等河流构成了山西省主要的灌溉系统，为水分依赖性植物系统的发育提供了条件。

得天独厚的生态地理条件，孕育了丰富的道地药材，特别是药食两用药材资

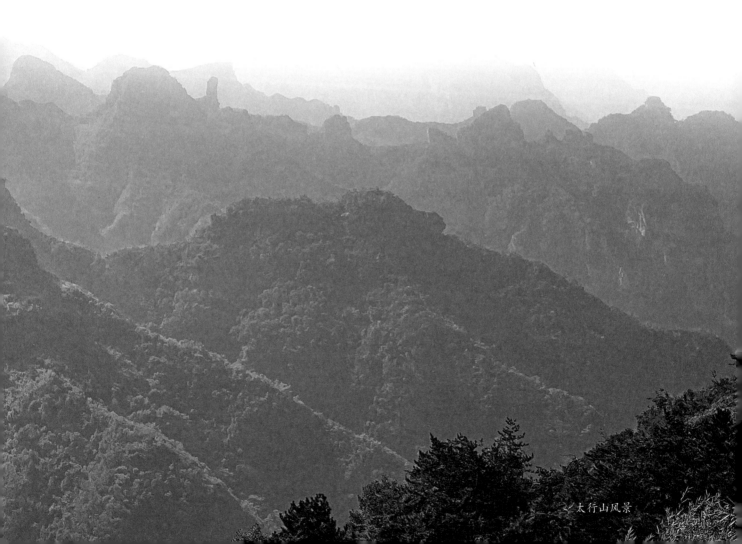

太行山风景

源，为山西药茶的产品开发和产业发展奠定了坚实的基础。在国家有关部门公布的《既是食品又是药品的物品名单》中，属于山西道地和大宗产品的有党参、黄芪、山茱萸、山药、山楂、桑叶、桑葚、桔梗、甘草、马齿苋、火麻仁、黄精、玉竹、茯苓、白扁豆、白扁豆花、决明子、枸杞子、百合、杏仁（甜和苦）、桃仁、沙棘、赤小豆、麦芽、大枣、酸枣、酸枣仁、郁李仁、小茴香、小蓟、金银花、姜（生姜和干姜）、莱菔子、淡豆豉、菊花、紫苏、紫苏子、葛根、槐米、槐花、蒲公英、鲜白茅根、鲜芦根、薄荷、薏苡仁、薤白等。在国家公布的《可用于保健食品的物品名单》中，属于山西道地和大宗产品的有生地黄、熟地黄、生何首乌、制何首乌、远志、苍术、知母、侧柏叶、柏子仁、车前子、车前草、杜仲、杜仲叶、益母草、大蓟、五加皮、五味子、牛蒡子、牛蒡根、北沙参、玄参、地骨皮、红花、怀牛膝、牡丹皮、芦荟、刺五加、泽泻、玫瑰花、金荞麦、桑白皮、桑枝、菟丝子、野菊花、槐实等。

天地灵秀气，百草皆可茗。大自然的神工造就了山西植物资源多样化的特性，成为山西药茶产业发展不可替代的先天优势。

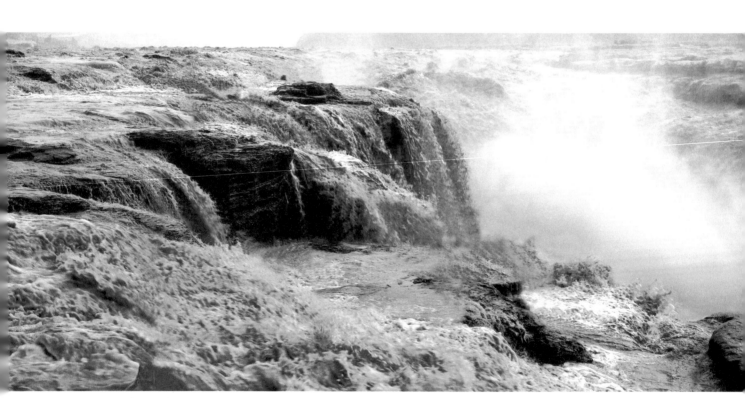

壶口瀑布

（二）起源
——从农耕到养生的文化碰撞

1.农耕文明的起源地

中华文明的生产力基础是农耕文明与手工业文明，其源头为黄河流域，因此史学界常常把黄河文明作为中华文明的代表。山西地处黄河中下游的核心区，无论是典籍记载、考古发现，还是民间传说，都显示山西是中华农耕文明和手工业文明的起源地之一。

中华民族一向把神农、后稷、嫘祖等奉为中华农耕文明和手工业的始祖。众所周知，炎帝神农率领了一个庞大的部落，持续数代都被称为神农部落。而以南太行山为中心的黄河流域正是神农部落的主要生产、生活区域，特别是先民为躲避水患，其家园主要是可耕种的近水山区，山西高平及其周边地区就是公认的神农家园之一。在这里，不仅流传着很多与炎帝有关的脍炙人口的神话传说，还拥有为数众多、规格极高、范围密集的炎帝神农古庙及碑刻。据考证，上党地区现存有关炎帝神农的庙宇共有 53 座，其中仅在高平就有炎帝行宫、炎帝寝宫、炎帝中庙、羊头山炎帝高庙等庙宇院落 35 座。羊头山上还有保存完好、价值较大的神农城、神农井、神农泉、五谷畦、耒耜洞等历史遗存，形成了一个相对完整的炎帝文化区域体系。

在历代文献中，从先秦时期的《管子》《山海经》、晋代的《上党记》、北魏的《风土记》、唐代的《黑暗传》、北宋的《太平寰宇记》，到明代的《山西通志》、明代万历年间的《泽州府志》、清顺治年间的《高平县志》等，有关高平炎帝文化的记载十分完整。现保存有关炎帝活动的石碑 110 余通，时间跨越 1500 余年。根据文献记载，从元代开始已有官方举办的祭祀炎帝活动，民间祭祀活动更是非常活跃。迄今为止，高平依然于每年农历四月初八举行祭祀炎帝神农的活动。

与神农齐名的农耕始祖当推后稷。与炎帝神农不同的是，后稷时期中国社会已经进入奴隶制阶段，具有了完整的国家形态和各级政权。后稷曾经在周代担任国家主管农桑的官员，因而后稷是具体的人，而不是部落名称。按照《诗经》《尚书》等古典文献的记载，后稷的出生地是山西稷山，其主要贡献是发展和推广了农耕技术，这一点基本没有争议。后稷研究和探索农耕技术，主要是在其青年时期，主要活动区域为汾河下游两岸。由此可见，汾河下游晋南平原是中华农耕文明的早期发祥地之一，这与学术界公认的汾渭平原是农耕文明发祥地的共识是吻合的。在稷山县，有关祭祀后稷的遗迹遗存很多，包括稷王陵、稷王庙、稷王塔等，而且在传说中的后稷诞辰日——农历四月十七，都要举行盛大的祭祀活动。据说这一活动最

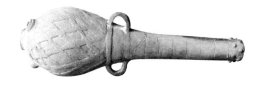

新石器时代，神农部落陶器精品

在羊头山神农城遗址出土过程中，发现了大量人类早期活动的陶片、石墙、瓦砾和古旧步道，经山西省考古研究所专家考证，为仰韶时期文化遗址，迄今已有 5000 年左右的历史。这充分说明当时在羊头山出现了频繁的人类活动和以农业为主的生产生活模式。羊头山山脚下还有旧石器时期的李家庄文化遗址，距今已有 1 万年左右的历史，也与农业起源有密切关系。

During the excavation of Shennong city ruins in Yangtou mountain, a large number of potsherds, ancient footpaths, stone walls and rubble of early human activities were found. According to the research of experts from Shanxi Archaeological Research Institute, it is a cultural site of Yangshao period, with a history of about 5000 years, which fully shows the frequent human activities and agricultural production and life patterns in Yangtou mountain at that time.

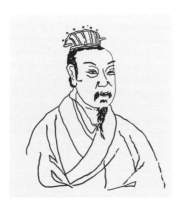

先圣后稷

后稷教民稼穑，树艺五谷，五谷熟而民人育。人之有道也。

饱食暖衣，逸居而无教，则近于禽兽。

——《孟子》

后稷文化是影响和覆盖区域很广的一种农耕始祖文化。按照《诗经》《尚书》等古典文献的记载，后稷的出生地是山西稷山，其主要贡献是发展和推广了农耕技术。

Houji culture is a kind of cultural phenomenon of agricultural ancestor worship, which influences and covers a wide area.

早始于尧帝时代，人们在稷王山上封土为坛，用五谷和牺牲祭祀祭拜，祈求来年的五谷丰登。此后，祭祀活动以官祭和民祭两种形式交错进行。之后为更加方便和烘托气氛，在距县城 15 千米的修善村建起稷王庙进行祭祀，一直延续至今。同时，后稷文化是影响和覆盖区域很广的一种农耕始祖文化现象。在运城市闻喜县，也有一座宏大的后稷庙，据考证其修建年代至晚在元代，明嘉靖年间（1522—1566年），清乾隆二十九年（1764 年）、五十三年（1788 年）均有修葺。此外，新绛县阳王镇有稷益庙，万荣三文乡和南赵乡有两座稷王庙。从这些祭祀古迹可以看出，山西作为粟作农业的发祥地是不容置疑的。

中华农耕文明的另一条主脉是桑蚕文明，形成了独特的嫘祖文化和之后影响广泛的古丝绸之路。关于嫘祖故里，学术界有十多种见解，但嫘祖为黄帝之妃不存在争议。黄帝部落与炎帝部落合并之后，其活动区域东扩，山西的南太行和汾河下游成为其中心区域。如果说嫘祖仅仅是传说人物不可实考的话，考古研究则是确切可信的依据。1926年，考古学家在山西夏县西阴村发现了一处新石器遗址，距今已有 6000 多年历史。遗址中发现了半个蚕茧，长约

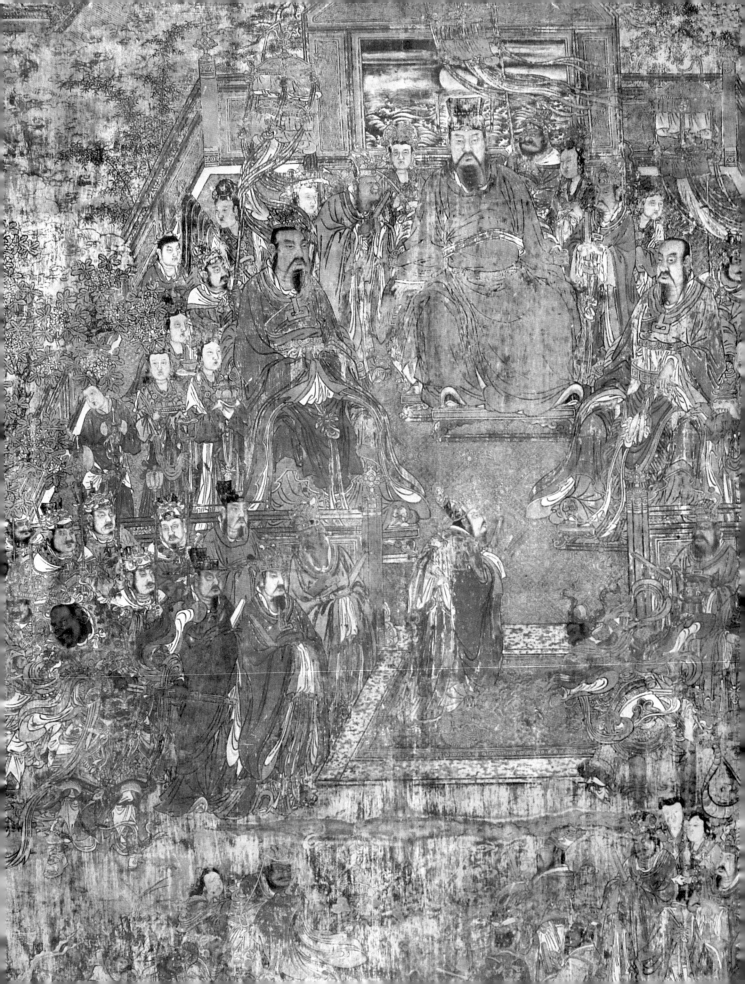

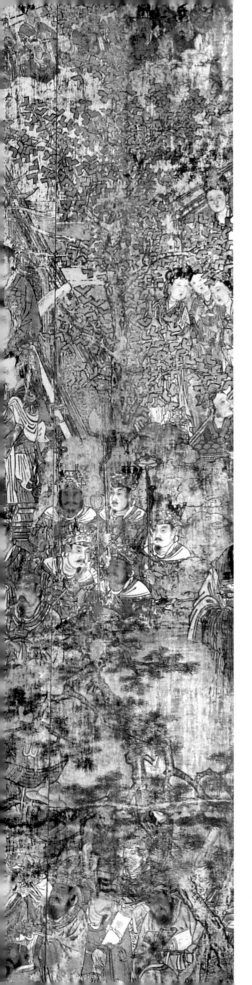

1.36 厘米、宽约 1.04 厘米，经研究属于人工养殖的产物而非自然野生。这一发现比传说中的黄帝嫘祖时代提前了 1000 多年。结合山西曾经影响广泛的潞绸历史，显示山西是桑蚕文明的发祥地之一，而嫘祖则是桑蚕业规模扩大之后的代表性人物。

手工业文明是与农耕文明相伴的人类社会发展的重要标志之一，如果说石器时代、木质工具时代是手工业文明的初级阶段的话，陶瓷技术、冶铜冶铁技术则出现于手工业文明高度发达的阶段。山西拥有丰富的陶土和铜铁矿藏资源，为陶瓷技术、冶铜冶铁技术的发展奠定了坚实的基础。

在陶瓷领域，最具代表性的是夏县东下冯遗址。该遗址总面积约 25 万平方米，经放射性碳素断代，其年代为公元前 1900—前 1500 年。陶窑有 3 座，生活用器以陶器最普遍，计有鬲、鼎、罐等炊器，尊、盆、簋、豆等用器和爵等酒器，24 座墓葬中多随葬 1~3 件陶器。在冶铜领域，考古工作者在运城市闻喜县发现了一处采矿炼铜遗存，包括露采坑、矿井、巷道、烧制木炭的窑穴等 20 余处，采矿用的大小石锤、生活用的陶质器

新绛稷益庙大禹、后稷、伯益三圣壁画

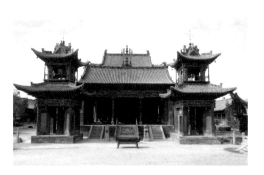

稷山稷王庙

后稷形象已经从一个单纯的神话传说演变为一种代表农业文明的文化符号，后稷形象的内涵不仅传承了神话传说中的创新、探索、进取精神，而且与当下的社会经济建设相结合，成为弘扬传统文化的新契机、农业科技进步的新起点、经济社会发展的新动力。

Houji's image has evolved from a simple myth and legend to a cultural symbol representing agricultural civilization.

皿（残片）100余件，经确认这处采矿炼铜遗存的采冶时代为夏代延至战国早期。在冶铁领域，较早的考古发现为山西曲沃和翼城交界处的曲村——天马遗址，该遗址面积约10平方千米，是西周时期晋国的早期晋侯墓地。这里出土了3件铁器：出自遗址第四层的一件铁器残片，时代早到春秋早期偏晚，约为公元前8世纪；出自第三层的一件较为完整的铁条和一件铁片，时代定为春秋中期，约为公元前7世纪。经过金相学研究发现，其中两件残铁片的金相组织均显示为铸铁的过共晶白口铁，是迄今为止中国最早的铸铁器，铁条则显示为块炼铁。近年来在晋中、晋南和晋东南多处战国时代的大型平民墓地中出土了700多件铁器，是出土公元前3—5世纪铁器最多的地区，可见这里是战国时期中国冶铁的一个中心。

药茶所用原料主要为药食两用植物，主要来源于野生抚育和人工栽培；药茶的制作则需要相应的工具，如发酵过程需要陶制工具，收割、精制则需要铜铁工具。因此，药茶的生产必然伴随着农耕文明和手工业文明的快速发展。换言之，正是由于山西早期农耕技术和手工业技术的高度发达，才成就了山西药茶的前世今生。

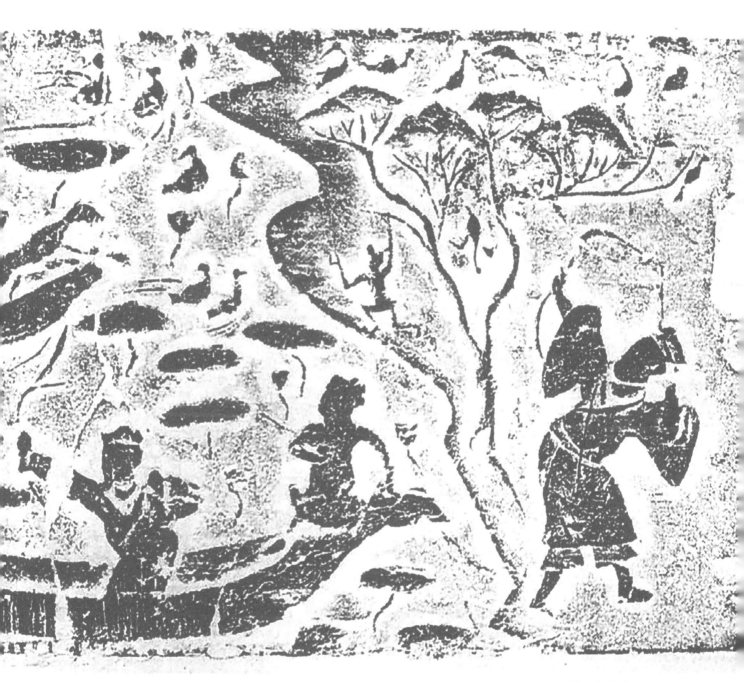

荷塘渔猎图

2.本草文化的发祥地

中医学把药物学称为本草学，现存最早的药物学专著之所以定名为《神农本草经》，就是对炎帝神农在医药学领域奠基人地位的充分肯定。

关于神农和中医药特别是本草学的关系，有大量的古籍文献记载可资依据。《淮南子·修务训》指出："神农乃始教民，尝百草之滋味，当时一日而遇七十毒，由此医方兴焉。"《史记补·三皇本纪》记载："神农氏以赭鞭鞭草木，始尝百草，始有医药。"《世本》也说："神农和药济人。"宋代《通外纪》特别指出："民有疾病，未知药石，炎帝始味草木之滋，尝一日而遇七十毒，神而化之，遂作方书，以疗民疾，而医道立矣。"这些文献说明，炎帝神农不仅是以农事为基础的本草学的奠基人，而且是以"医方兴焉""始有医药""和药济人""医道立矣"等贡献为标志的医学和药学的创始人，那种所谓黄帝创医学、炎帝创药学的说法是不准确的。

更重要的是，神农不仅是中医学和本草学的始祖，而且是中国茶学的先行者。茶出现在古籍文献中，最早是以解

黄帝部落与炎帝部落合并之后，其活动区域东扩，山西的南太行和汾河下游戎为其中心区域。如果说嫘祖仅仅是传说人物不可实考的话，考古研究则是确切可信的依据。1926 年，考古学家在山西夏县西阴村发现了一处新石器遗址，距今已有 6000 多年历史。

After the combination of the Yellow Emperor tribe and the Flame Emperor tribe, their active areas expanded to the East which made the South of the Taihang Mountain and the lower reaches of the Fen river in Shanxi their central area. Evidences of Leizu from the archaeological researches is much more convincible than that in fairy tales. In 1926, archaeologists had discovered a Neolithic site in Xiyin Village, Xia County, which has a history of more than 6000 years.

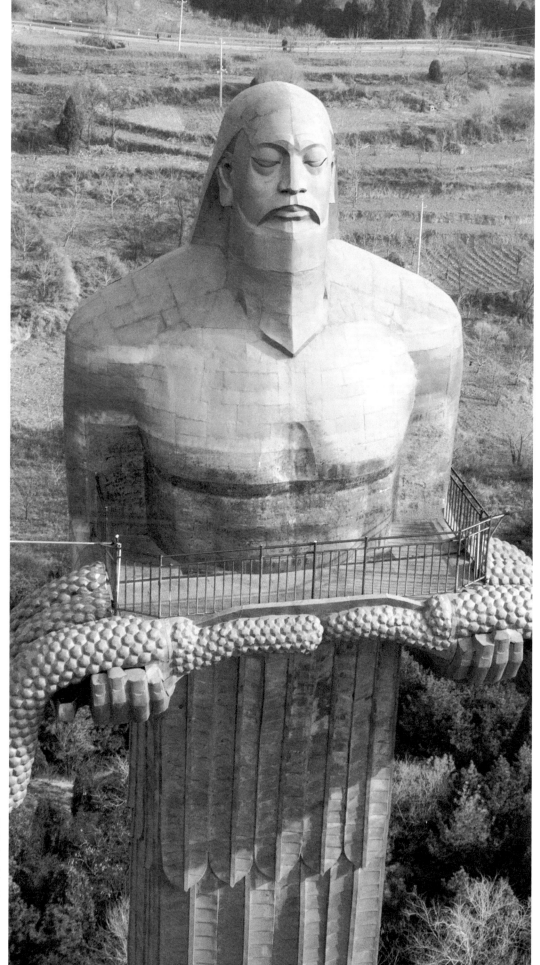

老顶山炎帝像

山西药茶的历史与文化

毒之药而记载的。《神农本草经》指出："神农尝百草，一日遇七十二毒，得茶而解之。"唐代陆羽在《茶经》中指出："茶之为饮，发乎神农氏。"由此可见，从神农时代开始，茶既为药亦为饮，当属茶药一体的雏形。

综合现有文献，神农氏族和黄帝氏族均起源于西部，都有东迁和南进的历程。神农氏族先于黄帝氏族进入以太行山中南部为中心的黄河流域。之后，两个部族合并成为炎黄部族，同样是以太行山中南部的黄河流域为活动中心并逐步南扩。

在高平羊头山不仅有旧石器时代的李家庄文化遗址，而且还有新石器时代晚期的仰韶文化遗址。这充分说明当时在羊头山出现了频繁的人类活动和以农业为主的生产模式。

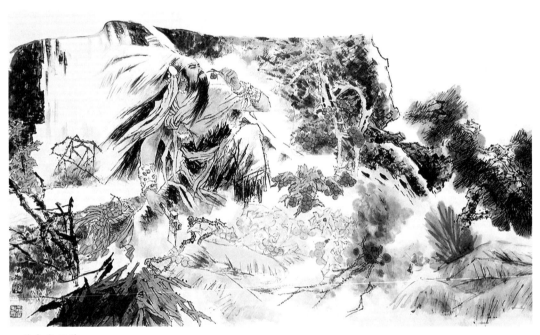

神农尝百草

史料记载，炎帝神农氏族生活在距今 5500～6000 年前，活动范围涉及大半个中国。山西高平拥有的炎帝古庙、碑记、石刻，内容最为丰富完整，影响最为厚重深远，无论是数量规格还是密集程度，在全国首屈一指；境内尚有以神农为名的神农镇，与炎帝活动有关的换马、北营、庄里等村名、地名，形成了一个相对完整的炎帝文化遗存区域体系。

According to historical records, the Shennong people of the Flame Emperor lived in 5500—6000 years, and their active area covered the most of China.

就现有的考古证据来看，神农时代尚未出现文字，也不可能存在神农的著作。但有一点是可以肯定的，《神农本草经》的内容，并非只是汉代人的研究成果，而是从神农时代到秦汉时代所有本草学研究成果的汇总。由于神农是最早的奠基人，因此才将书名定为《神农本草经》。

《神农本草经》又称《本草经》或《本经》，是中医学经典著作之一，也是现存最早的中药学著作。《神农本草经》全书分三卷，载药 365 种，以三品分类法，将药分为上、中、下三品，文字简练古朴，成为中药理论精髓。其中规定的大部分中药学理论和配伍规则，以及提出的"七情和合"原则在几千年的用药实践中发挥了巨大作用，是中药学理论发展的源头。特别需要指出的是，365 种药物中，半数以上主产于太行山及其周边地区，因此把这个区域确认为中医药文化特别是本草文化的发祥地是有其现实依据的。由于《神农本草经》成书于汉代，中国社会已经由炎黄南扩发展到天下一统，书中收载许多南方药材也就顺理成章了。但无论如何，太行山及其周边地区所具有的本草文化发祥地的地位是不容置疑的。

由于茶本为药，且"茶之为饮，

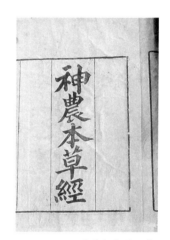

《神农本草经》

中医学把药物学称为本草学，现存最早的药物学专著之所以定名为《神农本草经》，就是对炎帝神农在医药学领域奠基人地位的充分肯定。

Traditional Chinese medicine regards pharmacology as materia medica. The reason why the earliest existing monograph of pharmacology is named *Shen Nong's Herbal Classic* is to fully affirm the position of the Flame Emperor Shennong as the founder in medicine.

发乎神农氏"，因此，所谓药茶，实质上就是以药制茶、茶药融合的产物，是中华本草文化的重要组成部分，二者之间具有清晰而完整的发展脉络。因此我们说，山西既是本草文化的发祥地之一，也是药茶文化的发祥地之一。

3.养生文化的原创地

中医养生学是在中医理论指导下形成的颐养身心、增强体质、预防疾病、延年益寿的理论和方法，是中医药体系的重要组成部分。

天人相应的养生文化

天人相应是中医药文化特别是养生文化的核心所在，这里所说的"天"是指人类赖以生存的自然环境，"人"就是指人体的生命活动。所谓"天人相应"其义有二：一是人类与自然界形成了紧密的物质和能量交换，是一个共同体，存在着普遍的联系；二是人类的生命活动服从自然界的普遍规律，只有遵循这些规律才能维护生命健康。《黄帝内经》指出："人以天地之气生，四时之法成""天食人以五气，地食人以五味""人与天地相应者也"，充分体现了人与自然的共生关系。

天人相应思想，除揭示人与自然的一般性关系之外，还主要体现在精气为本、阴阳互根、五行守序等标志性学术体系中，其核心是人与自然遵循着共同的规律。在精气学说领域，强调人体生命活动与天地自然的互通性。《素问·宝命全形论》说"人生于地，悬命于天，天地合气，命之曰人"，也就是说人体本身就是大自然的产物，天地精气是构成人体的基本

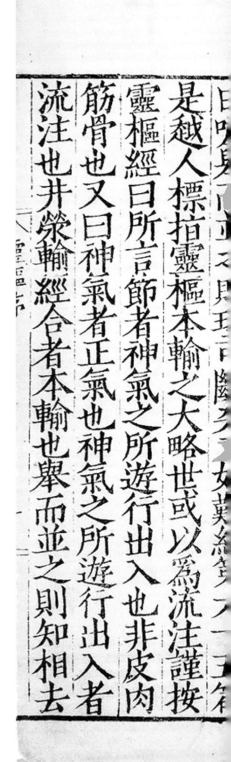

昔黄帝作内經十八卷靈樞九卷素問九卷迺其數
焉世所奉行唯素問耳越人得其一二而述難經遑
甫謐次而為甲乙諸家之説悉自此始其間或有得
失未可為後世法則謂如南陽活人書稱欬逆者噦
乙董安靈樞經習所段及氣

《黄帝内经》

　　《黄帝内经》基本素材来源于中国古人对生命现象的长期观察、大量的临床实践以及简单的解剖学知识。其奠定了人体生理、病理、诊断以及治疗的认识基础，是影响极大的一部医学著作，被称为医之始祖。

The basic materials of *Yellow Emperor's Canon of Internal Medicine* come from the long-term observation of life phenomenon, a large number of clinical practice and simple anatomical knowledge of ancient Chinese.

物质，也就是《管子》所说的"人之生也，天出其精，地出其形，合此以为人"。即使人体的组织器官有不同的形态，但其本源都是精气，《灵枢·决气》云"余闻人有精、气、津、液、血、脉，余意以为一气耳"，正如《难经》所说"气者，人之根本也"。人体的生命活动正是精气的普遍联系与恒定运动的结果，精气的运动变化异常则会影响人体健康，这就是《素问·举痛论》所说的"百病生于气也"。因此，养生的要义在于顺应自然、顾护精气、调理气机。

　　在阴阳学说领域，强调的无论是宏观还是微观事物，都存在着阴阳两种属性。这两种属性总是相互对立、相互依存的，天地万物是这样，人体精气也是这样。正所谓"一阴一阳之谓道"，也就是《素问·阴阳应象大论》所说的"阴阳者，天地之道也，万物之纲纪，变化之父母，生杀之本始，神明之府也"，二者之间总是维持着动态平衡的关系。其中动态是主体，平衡是根本，这种动态体现在消长与转化，是一种调整，其目的就是维持平衡。当这种动态平衡失调之时，就会影响健康、产生疾病，《素问·阴阳应象大论》说的"阴胜则阳病，阳胜则阴病。阳胜则热，阴胜则寒"和《素问·调经论》说的"阳虚则外实、阴虚则内热；阳盛则外热、阴盛则内寒"，就是这个道理。健康的核心指标是"阴平阳秘"，生命的终结状态就是"阴阳离决"，因此，养生的最高境界就是最大限度地维护"阴平阳秘"。

尽管世间万物是无穷无尽的，也是千变万化的，但从分类学角度来看，大致可分为五类，中医学以木、火、土、金、水代表物质的五种大类。具体到人体内，主要是以肝、心、脾、肺、肾为表征的五大精气族群。五行之间既存在着普遍联系，也不断发生着运动变化，从而维持着基本的秩序，这就是所谓的生克制化，也就是精气物质之间的自我调控。其中相生关系就是物质之间的相互资生和促进，相克关系就是物质之间的相互约束和控制，正是由于这种生克制化机制，才能维持生命物质的平衡与稳定，促进人体的生生不息。中医学的养生方法，就是维持这种平衡与稳定的有效方法。

致中求和的养生文化

致中求和是中华传统哲学中的"中道（守中）文化"与"和合（和谐）文化"在中医学特别是养生学领域的具体体现。老子指出"多言数穷，不如守中"，所谓"守中"，就是抱守中道，不偏不倚，说到底就是遵循和坚守基本规律而不能偏离，太过和不及都会影响和干扰正常生命活动。老子指出"万物负阴而抱阳，冲气以为和"，《黄帝内经》将"中和文化"应用到人体生命活动、疾病诊疗理论和实践中，提出了"百病起于过用"的观点，包括情志太过、饮食过用（过偏）、劳逸过度、阴阳过盛、六气太过、寒温失衡、气血失和等，都是影响健康导致疾病的因素。在治疗和养生方面，《黄帝内经》确立了"谨察阴阳所在而调之，以平为期"的衡量标准与总体目标，即调阴阳致中求和、调气血致中求和、调虚实致中求和、调营卫致中求和、调脏腑致中求和、调经络致中求和、调升降致中求和、调表里致中求和、调寒温致中求和、调情志致中求和、调瘀痹致中求和、调饮食致中求和、调劳逸致中求和等一系列原则和方法，最终达到"阴平阳秘，精神乃治"之养生保健目的。

顺应四时的养生文化

在天人相应原则的指导下，中医学非常重视顺应四时的时令养生。《黄帝内经》专列《四气调神大论》篇，指出"春三月，此谓发陈。天地俱生，万物以荣，夜卧早起，广步于庭，被发缓形，以使志生，生而勿杀，予而勿夺，赏而勿罚，此春气之应，养生之道也""夏三月，此谓蕃秀。天地气交，万物华实，夜卧早起，无厌于日，使志无怒，使华英成秀，使气得泄，若所爱在外，此夏气之应，养长之道也""秋三月，此谓容平。天气以急，地气以明，早卧早起，与鸡俱兴，使志安宁，以缓秋刑，收敛神气，使秋气平，无外其志，使肺气清，此秋气之应，养收之道也""冬三月，此谓闭藏。水冰地坼，无扰乎阳，早卧晚起，必待日光，使志若伏若匿，若有私意，若已有得，去寒就温，无泄皮肤，使气亟夺，此冬气之应，养藏之道也"。其基本原则就是"法于阴阳，和于术数，起居有常"和"虚邪贼风，避之有时"，强调要顺应四时气候的特点，以调摄精神情志，形成了"春夏养阳，秋冬养阴"的基本观点。

异法方宜的养生文化

中医学非常重视不同区域特定的气候环境对人体健康的影响，主张顺应地理特点养生保健。《素问·异法方宜论》中指出"东方之域……其民食鱼而嗜咸……皆黑色疏理""西方者……其民不衣而褐荐，其民华食而脂肥""北方者……其民乐野处而乳食""南方者……其民嗜酸而食腐，故其民皆致理而赤色""中央者……其民食杂而不劳"，明确了不同地区人群的生活习惯及体质特点的形成，受着地理、环境、气候等因素的影响。《素问·五常政大论》指出："地有高下，气有温凉，高者气寒，下者气热，故适寒凉者胀，之温热者疮。"同时，不同地域的动植物分布也不同，因而在《素问·脏气法时论》中联系地域特点提出了饮食养生的主张，"五谷为养，五果为助，五畜为益，五菜为充，气味合而服之，以补精益气"，旨在运用禀天地之气而生成的各种动植物，据人体所需选择调配，顺其所

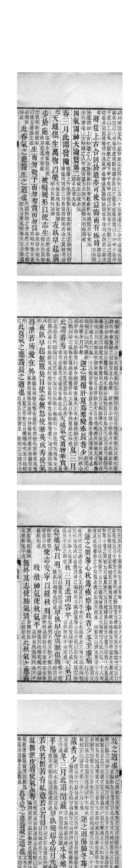

《素问·四气调神大论》

宜，各归所喜，补养五脏，颐养人体，却病延年。

重视未病的养生文化

"治未病"是中医学中最为独特的养生保健思想，在《素问·四气调神大论》中指出"是故圣人不治已病治未病，不治已乱治未乱，此之谓也"，《灵枢·逆顺》也指出"上工制其未生者也；其次，制其未盛者也；再次，制其已发者也……故曰：上工治未病，不治已病，此之谓也"，强调"正气存内，邪不可干""精神内守，病安从来""起居有常，不妄作劳"。《黄帝内经》中确立了治未病理论基础，后世医家进一步深化了这一理论体系，使治未病理论和方法不断完善，从而形成了针对健康人要养生防病、未病先防、防患于未然，亚健康状态的人要调养、治在症先、防微杜渐，病愈之后要治其未复、防止再度复发、杜绝病根的理论。治未病理论是中医这一中华民族瑰宝得以永葆青春的秘诀，是指导中医防治疾病的独特优势，也是满足人民群众高品质生活的最佳途径。

药茶的理论和实践基础来源于中医药理论特别是本草学理论，是天人相应养生文化、致中求和养生文化、顺应四时养生文化、异法方宜养生文化、重视未病养生文化的重要载体，具有非常重要的传承创新意义。

（三）萌芽
——从神农到魏晋的实践探索

山西药茶早期起步于药学与茶学的一体化探索，发端于神农，延伸至先秦、秦汉及魏晋。神农以后，三晋先民一直努力推动着中医药养生的实践活动。春秋时期，晋国快速崛起，成为春秋五霸之一，并且在如火如荼的诸子百家争鸣中形成了非常开放的文化氛围，各地医家云集三晋，在诊疗实践中研究医学理论和养生之道。据《左传》记载，秦医缓和曾先后在晋国行医；特别是医和所创立的音乐调养法，就是在晋国行医过程中开始详细论述并广泛传播的。另据《史记》记载，名医扁鹊也曾多次在晋国及其周边行医，最著名的故事扁鹊为赵简子诊病、扁鹊入虢诊病、扁鹊邯郸诊病等，都发生在当时的晋国或如今的山西地域内。

至汉代，山西的医药养生活动得到了进一步发展，甚至出现了女性研习和从事医药养生活动的现象，河东义姁就是典型代表，由于其医术精湛，广为传扬，被召进朝廷成为宫廷医家，因而被推崇为历史上第一个女性医家和第一个宫廷医家。其事迹经过千年流传至今，当代作家曾根据其事迹创作了畅销小说《女国医》。

魏晋时期，山西的医药养生事业得到了进一步发展，其代表性人物当推卫汛、王叔和与鲍姑。卫汛是汉末河东人，是医圣张仲景的弟子，尽得张仲景之真传，后主修小儿诊疗与保健，著有《颅囟经》一书，是历史上第一部儿科学专著。

王叔和是卫汛的好友，名熙，晋朝高平（今山西高平人）人，生于东汉建安

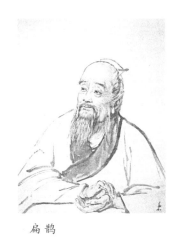

扁 鹊

扁鹊救治虢国太子事件的发生地就是今天山西芮城、平陆一带。当时多数人认为虢太子已经死亡，正在为其准备后事，扁鹊却说太子能够救治，并详细为虢君和大臣们解释太子的发病机制和传变情况。得到允许后，扁鹊先用针刺使太子苏醒，后用药熨和汤液调养，太子终于恢复健康，从此扁鹊更是名扬天下。在如今的山西境内，依然存在着许多与扁鹊医事活动相关的遗址与传说。在山西省平定县有一座山名叫鹊山，据传是赵简子对扁鹊的赏赐地，山下有一个鹊山村，村中有一座扁鹊庙，皆因扁鹊而得名。近年来出土的一些战国时代的文物显示，在历史上平定一带属于赵简子的领地。因此民间有"先有鹊山村，后有平定城"之说。相关的遗址和传说在山西还有很多，遍布山西南北，可见春秋战国时期各地名医常汇聚山西从事医疗养生活动。

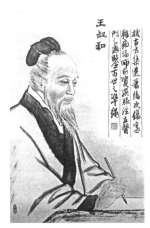

王叔和

东汉之后，战乱频仍，加之各种典籍以竹简、木牍书写，难有副本，导致张仲景的《伤寒杂病论》散落佚失、残缺不全。王叔和广泛搜集残简碎牍，详加考证、精心整理、重编成册，最终形成后世广为流传的中医经典著作《伤寒论》（王叔和未收集到的部分在唐代重现后整理为《金匮要略》）。因此有人说，没有王叔和就没有《伤寒论》，此说有其道理。

Wang Shuhe inherited the theory of *Yellow Emperor's Canon of Internal Medicine and Classic on Medical Problems*, and based on the experience of clinical syndrome, he wrote the *Pulse Classic*.

十五年，即公元 210 年，曾任太医令，据传曾通过卫汛跟随医圣张仲景研习医道。王叔和在中医学发展史上，做出了重要贡献，一是整理《伤寒论》，二是著述《脉经》，同时在养生学方面也颇有造诣，是饮食养生最早的倡导者。

王叔和在养生方面也有一些独到的见解，后魏高湛《养生方》称王叔和"洞识养生之道"，唐代甘伯宗《名医录》谓其"洞识摄养之道，深晓疗病之说"。《备急千金要方·食治方》载王叔和语，云："食不欲杂，杂则或有所犯，有所犯者，或有所伤，或当时虽无灾苦，积久为人作患。又食啖鲑肴，务令简少。鱼肉果实，取益人者而食之。凡常饮食，每令节俭。若贪味多餐，临盘大饱，食讫觉腹中膨胀短气，或至暴疾……"可见，王叔和主张从起居饮食方面进行调摄，以求得长寿，却病延年。他提出饮食不可过于杂乱，应适量适度，是我国早期对饮食制度养生最早的、较为系统的论述。

魏晋时期，修道炼丹之风日盛，且与中医艾灸养生之法相融，极大地推进了中医养生学的发展，鲍姑就是其中的代表人物。鲍姑，女，晋代上党（今山西省长治市）人，自幼随父研修道家之学，兼采药行医，尤擅穴

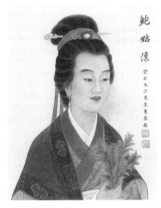

鲍 姑

清代丘逢甲《鲍姑祠》诗曰："满目江山海气阴，鲍姑祠畔客登临。"清代陈维崧也曾作词："毛女弄琴红捍拨，井公戏博紫樗蒲，闲话鲍家姑。"还有鼎来初的一首诗："越井岗头云作邻，枣花帘子隔嶙峋，乃翁白石空餐尽，夫婿丹砂不疗贫，踉蹡莫酬古酒客，龙钟谁济宿瘤人。我来乞取三年艾，一灼应回万古春。"

The poem of *Baogu Temple* written by Qiu Fengjia in the Qing Dynasty said: "All the rivers and mountains, the sea and the air are overcast, and the guests beside Baogu Temple come to visit."

山西药茶的历史与文化

位艾灸之术，后嫁于道家名医葛洪，参与了葛洪《肘后备急方》的编写，其灸疗养生方法收载于该书中。鲍姑对中医药灸疗养生的贡献很大，受到了后世文人的诗文赞颂，在历代地方史志中也多有记载。

北魏时期雁门（今山西代县）人昙鸾名声鹊起。昙鸾曾在五台山出家为僧，后游历江南，师从陶弘景修学方术，北返后潜心研究，终因"调心炼气，对病识缘"而"名满魏都"。他对道家养生和中医药养生的造诣很深，后成为佛教净土宗的创始人。晚年著有《调气论》《论气治疗方》《疗百病杂丸方》《调气法》《服气要诀》等，成为道学界、佛学界、中医界共同推崇的大师级人物，是山西养生医学早期的杰出代表。

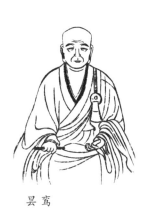

昙 鸾

昙鸾，北魏医僧，亦作昙峦。生于北魏孝文帝承明元年（476年），雁门（今山西省代县）人，圆寂于东魏孝静帝兴和四年（542年）。还有一说圆寂于北齐天保五年（554年）以后。昙鸾自号有魏玄简大主，受到南北朝帝王和朝野僧俗的尊崇。魏孝静帝称他"神鸾"；梁武帝称他"肉身菩萨"。他一生弘扬净土思想，奠定了净土宗立宗的理论基础，是一位杰出的净土宗大师。

（四）形成
——从盛唐到宋元的茶药一体

1. 茶学与本草的一源双途

如前所述，中国是茶的原产地，在很长的历史时期内，前人是把茶学与本草学共同研究的，而且是把茶作为一种药物而使用的。关于茶的起源，多数人认为起源于神农，也有人认为发端于西周，甚至还有人认为起源于秦汉或六朝，但无论如何，将中国作为原产地基本上是多数人的共识，而且茶在早期主要作为药用也是有文献依据的。据不完全统计，我国至少有 16 种古医书记载茶的保健作用有 20 项，治疗作用有 200 种之多。《神农本草经》称"茶味苦，饮之使人益思、少卧、轻身、明目"；《神农食经》中说"茶茗久服，令人有力悦志"；《广雅》称"荆巴间采茶作饼……其饮醒酒，令人不眠"；陆羽《茶经》中说"茶之为用，味至寒，为饮最宜，精行俭德之人，若热渴、凝闷、脑疼、目涩、四肢烦、百节不舒，聊四五啜，与醍醐、甘露抗衡也"；《新修本草·木部》中说"茗，苦茶，味甘苦，微寒无毒，主瘘疮，利小便，去痰热渴，令人少睡，春采之。苦茶，主下气，小宿食"，又称"下气消食，作饮，加茱萸、葱、姜良"；南宋时虞载《古今合璧事项外集》中记载"茶有理头痛、消饮食、令不眠"之功效；李时珍《本草纲目》中称"茶苦而寒，最能降火……又兼解酒食之毒，使人神思闿爽，不昏不睡，此茶之功也"。

从茶品制备和药物制备方面分析，二者也具有高度的相似性，冲泡与煮制是共同的方法，而且多是将茶与其他药物配伍使用，单独饮茶尚未成为主流，直到唐代《新修本草》中收录的含有茶的处方中，其茶汤也多数是复方汤剂，可见茶在早期主要是作为药物来饮用的。宋代林洪《山家清供》中直言"茶，即药也"。其使用方式有单独冲泡、嚼食、煮食、与其他药物配伍使用等。

从唐代陆羽著《茶经》开始，茶的用途和使用方式发生了变化，一种是继续作为药物参与药茶制备，另一种是作为单独的饮品日常饮用。

《新唐书隐逸传》说陆羽著《茶经》后"天下益知饮茶矣"。由于陆羽是第一个将茶料从药用本草中独立出来、第一个将饮茶列为专门的生活方式、第一个详细论述茶学理论的开拓者，大大推动了唐以后茶叶的生产和茶文化的传播，因此后人称其为中国的茶圣。自陆羽著《茶经》之后，茶学专著陆续问世，进一步推动了中国茶学的发展，代表作品有宋代蔡襄的《茶录》，宋徽宗赵佶的《大观茶论》，明代钱椿年撰、顾元庆校的《茶谱》，明代张源的《茶录》，清代刘源长的《茶

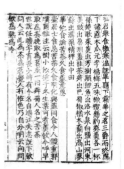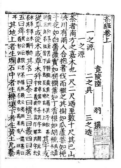

《茶经》

《茶经》是关于茶叶生产的历史、源流、现状、生产技术及饮茶技艺、茶道原理的综合性论著，是划时代的茶学专著、精辟的农学著作、阐述茶文化的"百科全书"，它进一步将普通饮品升华为一种养生文化，奠定了中国的茶文化基础。书中各卷分论茶之源、茶之具、茶之造、茶之器、茶之煮、茶之饮、茶之事、茶之出、茶之略、茶之图十节。

The Classic of Tea is a comprehensive treatise on the history, origin, current situation, production technology, tea drinking skills and tea ceremony principles.

史》等。从此，茶的身份出现了分化，不仅继续作为药物参与复方配伍发挥治疗和养生作用，更重要的是作为独立饮品在日常生活中持续发展千百年。及至近代，茶叶的品种日益丰富，按照陈宗懋主编《中国茶经》的分类法，将茶叶分为绿茶、红茶、乌龙茶、白茶、黄茶、黑茶，这些都是根据生产过程中茶叶的发酵程度不同而区分的。也有将乌龙茶划归为红茶，而在绿茶中又独立出青茶的分法，同样是六个类别，也就是人们常说的六大茶系。

随着饮茶独立成为一种日常生活，茶并没有完全脱离中医药的理论和实践范围。事实上，在唐代以前，已经出现茶与其他药物配伍使用的先例，三国时期的张揖所著的《广雅》就记载了具有配伍、服法与功效的药茶方剂，陶弘景也提出以天冬等药物代茶饮用的方法。可见，伴随陆羽之后饮茶的生活化，另一种重要的茶品类型也呼之欲出，这就是唐宋之后的药茶，茶文化走上了一源双途的发展路径。

2.唐宋茶与药茶协同发展

从唐代开始，饮用类茶品有了不同的形态。《唐书·地理志》载有"福州贡蜡面茶"。《演繁露》说："建茶名蜡茶，为其乳泛汤面，与熔蜡相似，故名。"《画墁录》说："唐贞元中，常衮为建州刺史，始蒸焙而研之，谓研膏茶。其后稍为饼样。"与此同时，药茶走上了独立发展之路，当时称之为"茶药"，可见茶的药用依然是重要一途。白居易诗云"茶药赠多因病久，衣裳寄早及寒初"，《旧五代史》记载"壬午宴扈驾群臣，并劳知俊，赐以金带、战袍、宝剑、茶药"，五代韩鄂《四时纂要》说"五月：焙茶药，茶药以火阁上，及焙笼中，长令火气至茶"。孙思邈在《千金要方》中载有"竹茹芦根茶"等10首药茶方，王焘在《外台秘要》中载有"代茶新饮方"，详细论述了药茶的制作和饮用方法。

宋初，福建开始制作凤团茶、龙团茶，皆为茶饼，后制造小片龙茶，称小团茶。蔡襄著《茶录》说："茶色贵白，而饼茶多以珍膏油其面，故有青、黄、紫、黑之异""茶有清香，而入贡者微以龙脑和膏，欲助其香。建安民间试茶，皆不入香，恐夺其香"。熙宁年间（1068—1077年），神宗有旨建州制蜜云龙茶，其品佳于小团茶。同时，药茶得到了长足的发展，《太平圣惠方》列有药茶诸方一节，收药茶方剂8首，同时，由太医局颁布的《太平惠民和剂局方》中也有药茶专篇，这是古典文献中第一次出现"药茶"一词，其中的"川芎茶调散"一方是最早出现的成品药茶，《圣济总录》中也载有大量的民间应用药茶的经验方。宋代陈元靓《事林广记·别集》中的记载有一则典型的药茶制备方法："蒙顶新茶：细嫩白茶五斤、枸杞英五两焙、绿豆半升炒过、米二合炒过，右件焙干，碾，罗合细，煎点绝奇。"可见在这一时期，出现了将药物与茶配伍使之成为生活化饮品的现象，其中煎点汤茶药，就是茶叶和绿豆、麝香等原料煎煮而成，于每天早上饮用的。而且茶后用汤、茶汤并用已成惯例。这里说的汤，就是当时很流行的汤药，文献中主要有二陈汤、枣汤、生姜汤、荔枝圆眼汤、薄荷汤、木星汤、无尘汤、木香汤、香苏汤、盐豉汤、干木瓜汤、缩砂汤、湿木瓜汤、白梅汤、乌梅汤、桂花汤、豆蔻汤、破气汤、玉真汤、益智汤、檀汤、杏霜汤、胡椒汤、紫苏汤、洞庭汤等，同时还出现了花果茶，"木樨、茉莉、玫瑰、蔷薇、兰蕙、桔花、栀子、木香、梅花皆可作茶"。

由于茶事活动的兴盛，政府开始重视生产经营的管理。在沈括所著的《梦溪笔谈》中就专门介绍了宋代"茶法"的演变过程，指出"本朝茶法，乾德二

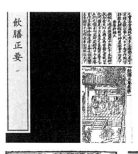
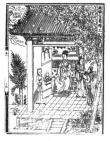
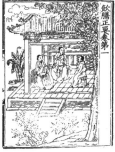
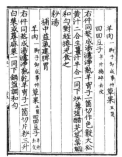

《饮膳正要》

《饮膳正要》为元忽思慧所撰，全书共三卷。卷一讲诸般禁忌、聚珍品撰；卷二讲诸般汤煎、食疗诸病及食物相反中毒等；卷三讲米谷品、兽品、禽品、鱼品、果菜品和料物等。

Principle of Correct Diet was written by Hu Sihui in Yuan Dynasty. It has three volumes. Volume 1 talks about all kinds of taboos and precious materials; Volume 2 talks about all kinds of decoction, food therapy, diseases and food poisoning; Volume 3 talks about rice, animal, poultry, fish, fruits, vegetables and other materials.

年始诏在京、建州、汉、蕲口各置榷货务"，可见茶在宋代已经成为重要的产业和经济活动。

3. 金元茶与药茶独具特色

金元时期，北方游牧民族入主中原，茶文化与北方民族以肉和奶为主的饮食文化深度融合，出现了"开门七件事，柴米油盐酱醋茶"的说法，茶品和茶学也呈现出异彩纷呈的景象。在茶品方面，形态各异，首先是蜡茶，据元代王祯的《农书》记载："蜡茶最贵，而制作亦不凡：择上等嫩芽，细碾，入罗，杂脑子诸香膏油，调齐如法，印作饼子，制样任巧，候干，仍以香膏油润饰之。其制有大小龙团，带胯之异，此品惟充贡献，民间罕见之……间有他造者，色、香、味俱不及蜡茶。"该书还记载："茶之用有三：曰茗茶，曰末茶，曰蜡茶。凡茗煎者择嫩芽，先以汤泡去熏气，以汤煎饮之，今南方多效此。"同时还出现了奶茶、酥油茶等，茶从药中独立的趋势日趋明显，但茶药一体的基本形态并没有发生明显改变，中华文化中药食同源、茶药同源的认知依然是主流。

在生活化饮茶方面，虽然金元宫廷依然沿袭复杂的程序，以点茶、煮茶为

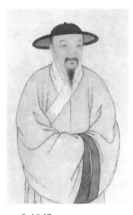

元好问

在元代人的文学作品中，元好问在《野谷道中有怀昭禅师》有云"汤翻豆饼银丝滑，油点茶心雪蕊香"，广周权在《访友》中说"从容饭雕胡，屡沦粟粒茶"，杨允孚在《滦京杂咏一百首》中写道"营盘风软净无沙，乳饼羊酥当啜茶"，耶律楚材在《西域从王君玉乞茶因其韵(七首)》中写道"积年不啜建溪茶，心窍黄尘塞五车。碧玉瓯中思雪浪，黄金碾畔忆雷芽""玉杵和云春素月，金刀带雨剪黄芽""红炉石鼎烹团月，一碗和香吸碧霞"等，均反映出元代社会中茶文化的普及程度。元曲名家马致远、王实甫、关汉卿等在杂剧中言茶甚多，不计其数，也反映出茶文化在元代之盛行。

荣，在《饮膳正要》中说到金子茶"系江南湖州末茶"，范殿帅茶"系江浙庆元路造进茶芽，味、色绝胜诸茶"，这些都是专供宫廷的茶品，但散茶已经开始出现，也就是直接冲泡的茶叶。在社会大众的生活中，茶品生活也已经发生了重大改变。首先，茶继续作为重要饮食原料，出现了很多名茶，著名的有燕尾茶（出江浙江西）、玉磨茶（用上等紫笋与苏门炒米各 25 千克，筛净后一同拌和，入玉磨内磨成茶）、炒茶（用饭锅烧后，以马思哥油、牛奶子、茶芽同炒而成）、紫笋雀舌茶、川茶、藤茶、香茶、兰膏茶、西番茶等 10 多种茶品，拉动了元代待客以茶、钱行以茶、馈赠以茶、祭祀以茶的风尚。其次，利用茶叶的亲异味性，使茶叶吸收花、果的清香芬芳，混合制备新品种，且常与饭食、酒、瓜果等相伴饮用。

金元时期，虽然茶与药茶并未各成体系，但药茶已经得到了进一步发展。元代著名的药食同源医著《饮膳正要》就是药茶的集大成者，其中记载的茶及茶类产品不少于 50 种，包括桂浆、桂沉浆、五味子汤、人参汤、仙术汤、杏霜汤、四和汤、橘皮醒醒汤、松子油、杏子、酥油、醍醐油、马恩哥油、枸杞茶、玉磨茶、金字茶、范殿帅茶、紫笋雀茶、女须儿茶、西香茶、川茶、藤茶、燕尾茶、孩儿茶、温桑茶、清茶、炒茶、兰膏茶、酥签茶、建汤茶、香茶。以上诸品，都是用药材、香料、茶叶、果品、奶油等物制成的。在《饮膳正要》中比较著名的是枸杞茶，书中记载："枸杞五斗，水淘洗净，去浮麦，焙干，用白布筒净，去蒂萼、黑色，选拣红熟者，先用雀舌茶展溲碾子，茶芽不用，次碾枸杞为细末。每日空心用，匙头，入酥油搅匀，温酒调下，白汤亦可，忌与酪同食。"另有一种香茶的制法："白茶（一袋），龙脑成片者（三钱），百药煎（半钱），麝香（二钱），上件同研细，用香粳米熬成粥，和成剂，印作饼。"此外，元代邹铉增编的《寿老养亲新书》中载有两个防治老年病的药茶方，一是槐茶方，二是苍耳茶；图穆苏撰著的《瑞竹堂经验方》一书中载有治痰喘病的药茶方。只是在这一时期，治疗性药茶和养生性药茶尚未明显区分，依然呈现一体化发展的基本态势。

4. 山西医家对药茶的贡献

众所周知，山西并没有种茶、采茶的传统，但是在中国茶产品和茶文化的发展中，山西人从来不会缺席。

从唐宋到金元，山西人对茶和药茶的贡献主要在两个方面。首先是在中医养生学和养生文化研究方面独树一帜，为茶和药茶在养生领域的发展提供理论和实践依据。这一时期山西的中医药有一个独特的现象，就是名士治医、亦文亦医，自成风景。唐宋名士王勃、狄仁杰、文彦博、司马光及金元名士元好问等，都是集医药之学与人文之学于一身的大家，都有专门的医药养生类著作问世。唐代著名诗人王勃提倡"人子不可不知医"，他一向留心医药，博览医药方书，曾拜名医曹元为师，对曹元的"阴阳乃天地之道，神明之府，不可妄言；针石之道，生命系之，不可妄传。为医者，要谦虚谨慎，戒骄戒躁；要多闻博识，方能见病知原：人命至重，诊治疾病，不可妄言妄投"之论理解颇深。由于王勃的诗文盛名和医药修为备受推崇，曾受邀为当时刊刻的《难经》作序曰："黄帝八十一难经，是医经之秘录也……勃养于慈母之手，每承过庭之训曰：人子不知医，古人以为不孝。因窃求良师，阴访其道。"之后用通俗的医话形式撰成《医语纂要》一书（宋代郑樵在《通志·艺文略》中称其为《医语纂要论》）。《存存斋医话稿·序》谓之："唐王勃撰《医语

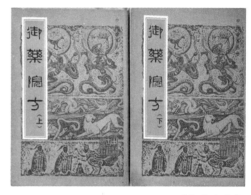

《御药院方》

元代曲沃名医许国桢，自幼习儒，博通经史，精谙医学。元世祖召其入宫，主掌御药院，并拜为礼部尚书、集贤大学士，进阶光禄大夫。世祖常呼"许光禄"而不呼其名，可见其深得宠幸。许国桢著有《御药院方》二十卷，又奉旨与撒里蛮集诸路医学教授共修《至元增修本草》一书。其不仅在疾病诊疗领域实至名归，对养生学也颇有研究，在其所著的《御医院方》中专门收有《神枕方》，依方制药枕，有强身健体、延年益寿之功用。

纂要》一卷，即医话之鼻祖也。"至今中医药学术界依然把王勃作为史上撰写医话的第一人。唐代名相狄仁杰也是以针灸见长的医药养生名家，在《古代笔记小品赏析》中说狄仁杰"素谙针术，施人救世"，其能得 93 岁高寿，当得益于中医理论及养生技术。金元时期的元好问是一个誉满天下的文学家，同时也是远近闻名的儒医。金亡后，元好问回乡隐居，晚年编成《元氏集验方》一书，并且在《续夷坚志》中录有中医药方 9 种，并记有药方的来源、功效及他本人亲自验证的临床效果，具有较高的医药学价值。同时代的名医多以邀元好问为其著作作序为荣，其中最有代表性的是为名医李杲著写的《伤寒会要·序》和《脾胃论·序》，以及为定襄名医周献臣写的《周氏卫生方·序》。

山西人对茶和药茶的另一大贡献是对茶文化的咏颂和推广。白居易在《继之尚书自余病来寄遗非·又蒙览醉吟先生》一诗中写到："衰残与世日相疏，惠好唯君分有馀；茶药赠多因病久，衣裳寄早及寒初；交情郑重金相似，诗韵清锵玉不如；醉傅狂言人尽笑，独知我者是尚书。"诗中"茶药"一词是唐代的典型说法。柳宗元在《夏昼偶作》中所说的"南州溽暑醉如酒，隐几熟眠开北牖。日午独觉无馀声，山童隔竹敲茶臼"，生动地描述了民间制茶情景；其在另一首《巽上人以竹闲自采新茶见赠，酬之以诗》诗文中对茶的赞美是"芳丛翳湘竹，零露凝清华；复此雪山客，晨朝掇灵芽"。《考盘余事》中记载的苏轼和司马光关于茶墨之辩的佳话，其中司马光关于"茶欲白，墨欲黑；茶欲新，墨欲陈；茶欲重，墨欲轻"的论述传为名句。而北宋名相文彦博，也是著名的茶道中人，有茶诗 6 首。其在《蒙顶茶》写到"旧谱最称蒙顶味，露牙云液胜醍醐；公家药笼虽多品，略采甘滋助道腴"，在《送弥陀实师访积庆西堂顺老》中写到"好去三摩地，相逢两会家；禅心究实际，慧眼绝空花；闻在东林日，常烹北苑茶；愿将甘露味，余润济河沙"，在《呈伯寿刘正叔楚昌言张》中写到"今朝自赏家园花，浓艳繁英粗可夸；外监上坡供不至，紫园仙客共烹茶"等，都是赏茶品茗的佳句。山西大同西郊元代道士冯道真墓中出土的《童子侍茶图》壁画，描绘童子奉盏侍茶的场景，画中有茶具、瓷盏、盏托、茶碗、盖罐等，是反映元代民间饮茶习俗的重要文物证据。元好问在《茗饮》中写到："一瓯春露香能永，万里清风意已便；邂逅化胥犹可到，蓬莱未拟问群仙。"综上，山西人在中国茶与茶文化的形成和发展中确实具有相应的地位。

（五）成熟
——从医家到晋商的重要贡献

中国药茶从秦汉到明清、从萌芽到成熟、从自发到成体系，走过了漫长的发展道路，成为中华民族防病治病与养生保健的一大特色。明清之际，依托丰富的茶源、药源和中医药养生保健理论，茶和药茶都进入了一个全盛时期。在明代，《普济方》中专设"药茶"篇，载有药茶方8首。李时珍在《本草纲目》中载有多首药茶方，并论述了茶叶的药性、功用等。明代制茶工艺不断改进，日益精良，形成了六大茶类，即绿茶、红茶、花茶、白茶、乌龙茶、紧压茶。至清代时期，茶疗之风盛行，药茶的内容、应用范围和制作方法等不断更新。据文献记载，慈禧太后饮用的有清热止嗽代茶饮、生津代茶饮、滋胃和中代茶饮、清热理气代茶饮、清热化湿代茶饮、清热养阴代茶饮、清热代茶饮等；光绪皇帝饮用的药茶有安神代茶饮、利咽代茶饮、平胃代茶饮、和脾代茶饮、清肝聪耳代茶饮等。这些都从不同的角度说明，药茶发展到明清乃至民国时期，已经进入了比较成熟的阶段，出现了生活化茶品、养生化药茶、治疗性药茶协同发展的景象。

1.中医养生学的发展促进了药茶的成熟

明清时期，中医学最大的成就是温病学说的创立，标志着中医防治瘟疫理论和技术的成熟。温病学家独创的"温邪上受，首先犯肺，逆传心包""温病自口鼻而

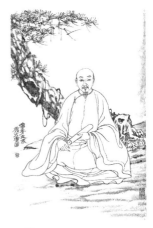

傅山

傅山自称"老夫学老庄者也",并将其丰富的道家哲学思想运用到医学中。由此可见傅山在中国医学史上的重要地位,他虽以"余力"研究医学,但却称得上是一位医学大师,而绝非一时一地的名医。

Fu Shan claimed himself "a Follower of Laozi and Zhuangzi", and he applied his rich Taoist philosophy into medicine. It can be seen that Fu Shan plays an important role in the history of Chinese medicine. Although he just studied medicine in his "spare time", he is a "Medical Master" rather than a "Onetime Famous Doctor".

入,鼻气通于肺,口气通于胃,肺病逆传,则为心包"等理论,明确了瘟疫之邪侵犯人体的主要途径;卫、气、营、血四个不同阶段的确认,提出了根据不同阶段进行预防控制的思路;"务在先安未受邪之地"的灼见,确立了以预防为主的法则;而清热养阴为主导的甘寒养胃、咸寒滋肾及清络、清营、清宫为主的清热养阴解毒等方法,代表了瘟疫防控的主体路径。这一时期,桑叶、菊花、竹叶、芦根、白茅根、金银花、连翘、薄荷、梨汁、藕汁、西瓜等作为主要用药,为这一类药茶的开发开辟了新的途径。值得一提的是,医药大家汪昂撰写的《勿药元诠》广为流传。书中提出了养生十六宜:"发宜多梳,面宜多擦,目宜常运,耳宜常弹,舌宜抵腭,齿宜数叩,津宜数咽,浊宜常呵,背宜常暖,胸宜常护,腹宜常摩,谷道宜常撮,肢节宜常摇,足心宜常擦,皮肤宜常干沐浴,大小便宜闭口勿言",极大地丰富了养生方法。

这一时期的另一个主要学术流派是"温补学派",该学派的学术主张是以温补阳气为主,代表医家是张景岳、赵献可等。张景岳提出了"先天之强者不可恃,恃则并失其强矣;后天之弱者当知慎,慎则人能胜天矣"的观点,强调"慎情志可以保心神，慎寒暑可以保肺气，慎酒色可以保肝肾，慎劳倦饮食可以保脾胃"，尤其是"中年左右，再振根基"的思想，明确包括药茶在内的养生产品开发和应用的主体人群应当是中老年。赵献可则创立了"命门"理论，赵氏提出，命门内具真水真火，二者之间有着非常密切的关系；相火在人身中是起决定性作用的，不能任意戕伐；保养肾元与养生延寿有很密切的关系等观点，成为"扶正养生"的重要代表。

明清之际，在中医养生学领域的集大成者，当推山西著名医家傅山。傅山在中国思想文化领域的突出贡献已成学术界之共识，在医学领域的主要建树是贯穿于男科、女科、儿科体系的中医生殖医学及其独树一帜的养生学思想。在养生学领域，其特点主要是"平衡阴阳"，认为"观先后阴阳之用，而水火互藏之妙昭昭矣。医家之术，神仙之道，天地之运，思过半矣。阴盛则引阳，阳盛则引阴，阴阳相引为欠，故人将死则欠也"（《霜红龛集》），提倡"故扶阳抑阴，圣人不为。是说也，阴阳之运于天地者，而或过焉……圣人爱阳亦爱阴，恶阴亦恶阳。阴能杀人，阳亦杀人，是以人有阴恶，有阳恶。圣人平阴阳而阴阳不知其平之，用阴阳而阴阳不知其用之"（《圣人为恶篇》）。他认为，人的生命是以人的身体为依托的，"身是命之所依"，体现了形神一体的自然养生观；而且强调以顾护精气为主，"人不能早自爱惜，以易竭之精气，尽著耗散，及至衰朽怕死时，却急急求服食之药，以济其危，不知自己精气原是最胜大药，早不耗散，服而用之，凡外来风寒湿暑，阴阳之患，皆能胜之。此但浅浅者，所谓最易知、最易行而人不肯耳"；时刻将养生作为养老事亲的追求，"山未读《云笈》时，每作此念，倘得一种服食草木，可以延年，年奉老亲，而今已矣。不谓《道经》先树此义"；从"服食草木"出发，提出了"膏煎之义所以养身之备"的观点，这里的"服食草木""膏煎之义"等，包括了所有可以用来养生的物品。正是由于以傅山为代表的山西医家传承经典中医学的核心理论，借鉴其他地区医家的经验和方法，推动了山西医药养生学术的发展，为山西药茶的成熟奠定了基础。

山西中医药和养生文化的发展成就，通过医学图书刊刻的盛况也能反映出来。仅以平阳（临汾）的医书刊刻业为例，早在金元时期，平阳刊刻业就已经非常繁荣。学界多将平阳刻本称为"平水本"，并且逐渐代替了北宋汴京（今河南开

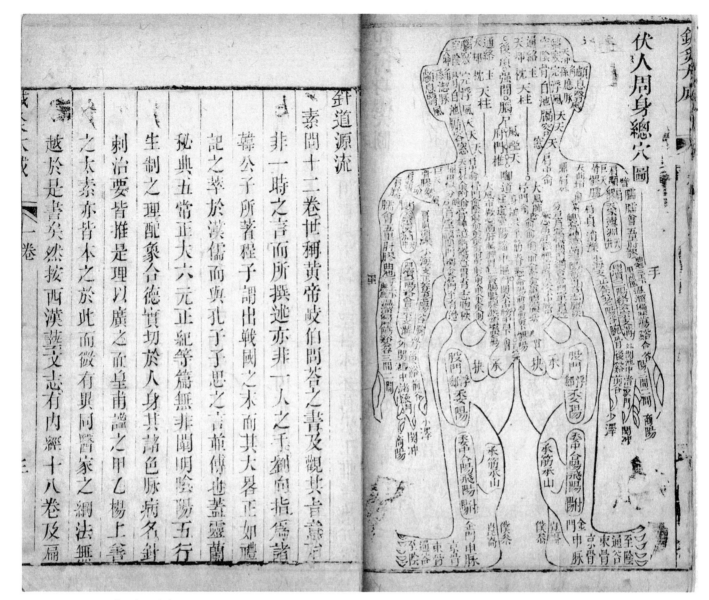

《针灸大成》

封），成为黄河以北地区的刻书中心，金朝还在此地设置了专门的官方出版机构。

据考证，从金元到明清，平阳府所刊刻的《重修政和经史证类备用本草》的版本就有十余个工坊的十余个版本，而且都堪称善本。其他由平阳府刊行的医药类书籍有《新刊许氏御药院方》《宝庆本草折衷》《本草衍义》《十便良方》《抱朴子》《新刊铜人针灸经》《新编西方子明堂灸经》《新刊华佗玄门脉诀内照图》《养生导引法》《锦身机要》《修身秘要》等，被针灸界奉为经典的《针灸大成》正是得益于平阳的刊刻业才流行于世的。

2.中药制剂学的发展支撑了药茶的成熟

药茶是茶药相融的产物，不仅原料是茶与药的配伍，更由于许多药物入茶需要经过前期的药学加工，因此药茶的发展壮大与中药制药工业的发展有着密切的联系。山西中药业历史悠久，宋代开始便出现了一批官营和民营的中药工商业，明清时期的大宁堂、广誉远、太原药业同业公会等都是具有代表性的厂商和团体，鼎盛时全省发展了上百家药行、药堂和药店，生产的品种达 500 余种，行销海内外，如广誉远的定坤丹、龟龄集，大宁堂的二仙丸、和合丸，大德堂的大风丸，绛州的七珍丹、梅花点舌丹等都十分有名，一直流传至今。

广誉远药业的历史比大宁堂更早，创办于明代嘉靖年间（1522—1566 年），其前身广盛药铺原为襄垣籍老中医开办，清朝嘉庆年间（1796—1820 年）改组，新增多人入股，更名为广升（聚记）药店。广升药店自制有中成药龟龄集和定坤丹等，到光绪初年得到迅速发展，先后在汉口（川广药材集散地）、怀庆（四大怀药主产区）、祁州（今河北安国）、禹州（今河南禹县）、广州（中西药物口岸）等地设立了分店。同时，自制销售的丸、散、膏、丹也发展到 10 多种，如治霍乱的"麝雄丸"、治时疫的"玉枢丹"等均负盛名，销售颇佳。至于龟龄集、定坤丹则因每瓶（盒）平

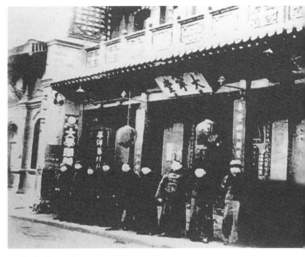

大宁堂旧照

大宁堂创办人陈右玄与傅山过从甚密，亦师亦友。傅山经常在大宁堂坐堂行医，亲自配制和合丸、二仙丸、小儿葫芦散、脾肾两助丸等名方，亲自炮制加工；其成药畅销各地，从清代中叶到民国期间，店中经常住有太谷广帮、祁州帮、鲍店帮的老板和货主。可以说大宁堂是傅山医术传播的重要平台。直至太原解放初期，大宁堂仍为山西中部地区有名望的中药生产和批发庄。傅山曾教诲大宁堂"方制所设务求其验，药料所采务求其真，后堂所修务求其精，丸散所制务求其用，必若履薄冰而后得，万不可等闲视之"，并专门为大宁堂题写七言律诗："不学韩康隐市中，好将妙药学雷公；者番更得夷吾术，却火徒输一炬红；寿世婆心为货殖，青囊方术古今灵；阎浮病苦能除却，不掩堂名是大宁。"

均需银 2 两（清政府规定1两约等于
37.3 克）左右，故龟龄集年产仅 500
瓶，定坤丹年产仅 300 盒，但效益
很好。

20 世纪 70 年代广誉远成为众所周
知的山西中药厂，在改革开放中又重新
恢复广誉远的古名。广誉远拥有丰富的
产品，有丸剂、胶囊剂、酒剂、片剂、
颗粒剂、散剂、口服液、煎膏剂共八个
剂型，继承着龟龄集、定坤丹、安宫牛
黄丸、牛黄清心丸、六味地黄丸、乌鸡
白凤丸等 103 种中药古方及炮制工艺。
广誉远不仅在制药方面术有专工，而且
在养生产品方面也有独到之处，这也是
山西药茶发展的重要技术支撑之一。

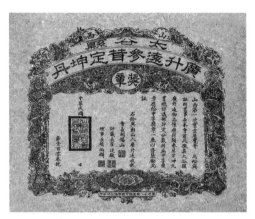

广升远参茸定坤丹获奖证书

光绪四年（1878 年），广升（聚记）药店
进行了一次改组，药店更名为广升蔚，资方进一
步拓展；光绪十一年（1885 年），再次进行改
组，分化为广升蔚、广升远两支。民国期间，广
升远广为吸收游资，扩充资本，积极向外扩展，
开设分店，如在营口、济南、重庆、烟台等地也
都设立了分店。同时，积极扩大龟龄集、定坤丹
的销售市场，使这两种药的销售地区由原来的山
西、河北、河南、广东等地，又扩大到东北、
西南各省和南洋一带。有人估计，广升远从成立
到 1930 年，盈利在 70 万银两以上。在清代曾
与广州陈李济、北京同仁堂、杭州胡庆余堂并称
为"四大药店"，并创造了"非义而为，一介不
取；合情之道，九百何辞"的不朽古训。广升蔚
于光绪三十三年（1907 年），吸收新资本后改
为广升誉。直到新中国成立以后的公私合营中，
所有广字号重新合并。

3.药材贸易业的繁荣催化了药茶的成熟

山西药茶的兴起和发展，既得益于环太行山黄河流域丰富的可药可茶资源，更得益于大江南北独具特色的可药可茶资源的贸易交流。正是由于茶药资源贸易的兴盛，为山西药茶提供了丰富的原料，因此，山西药茶所用原料，多是以本地主产的道地药材为主，合理配伍其他地区所产道地药材和适量原茶。

明清时期，随着药材贸易的发展壮大，形成了名闻天下的"北方四大药会"，其中两个在山西境内，即鲍店药材大会和解州药材大会，另外两个也都在太行山周边，即河南辉县药材大会、河北安国药材大会。在交通不是十分便利的情况下，一种专业性规模化贸易活动的形成，一定与本区域内盛产这种物品有关，这从另外一个侧面印证了太行山区在历史上早已是各种药材资源的主要产地。

首先介绍久负盛名的鲍店药材大会。长子县鲍店镇，位于如今长子县城北部约18千米处，曾经是中原向北和关中向东的交通枢纽。此地在宋元时期就已出现了小型化的药材交易，明清时期发展为规模盛大的药材大会，持续数百年。鲍店药材大会从每年农历九月十三开始，到腊月二十三闭会，会期约一百天。兴盛时期，吸引天下药商在此云集，尤其是在川、广、闽、贵等地影响极大，极盛期有西藏、青海、广东、云南等多地的药材客商前来交易。在这里，南药北上，北药南去，西药东进，东药西来，盛极一时，好不繁荣。更重要的是太行山区主产的名贵中药材借此平台传播到大江南北，鲍店成了华北地区大型的药材集散地，在品种、成交额、规模等方面，都名列我国古代北方四大药会之首。主导药材大会的当然是潞州药商，他们既是参与其中的交易者，又是大会的主办者和服务者。他们习惯把来自川、广、闽、贵等地的药商统称"南客"，把河南、安徽等地客商前来的交易活动称为"淮客带淮货"，把外地客商从鲍店带走的党参、连翘之类的上党地区药材称为"回货"。当然，如此规模的交易场面肯定少不了以善于经商驰名天下的晋商及其名誉产品，广升远专卖的龟龄集、广升誉专卖的定坤丹、太原同心茂专卖的舒筋散、绛州德义堂专卖的七珍丹等，则在大会期间开设有专场专店。与此同时，在鲍店镇本地也培育了广升庆、德义隆、广和隆、辰兴升、义庆德等一大批设店批零药

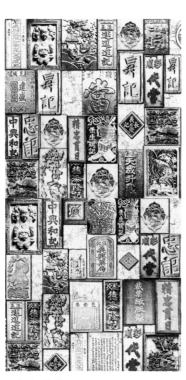

记忆晋商

材的商号，更重要的是还造就了永顺昌、歧兴行、义兴成、吉成行、三益行、公义行等六大药材商行，常年专门从事药材经纪工作。此外，众多客商还利用投宿客栈和租居民居直接进行交易。销售的产品中，包括许多药食两用品种和营养调味品，如大茴香、砂仁、豆蔻、荜芨、高良姜、陈皮、肉桂等。

规模宏大的药材大会拉动了其他服务业的发展，如仓储、骆驼店、车马店、客栈、饭店、演艺，更重要的是兴起了护送为主的镖行。一些较大的药材商行都雇有

由于盛产各种中药材，在山西长治市长子县的鲍店镇，有一个闻名全国的药材交易大会，这就是"鲍店药材大会"。500 多年前，太原、太谷等地的药商均到鲍店药材会上购销药材。到明朝末年，鲍店药材会已驰名全国，尤其在川、广、闽、贵等地享有名气，直到抗日战争前，一直是全国中药材重点集散地，也是山西四大古会之一。据一些资料介绍，古会形成之初，主要就是采购上党人参。这些客商来到鲍店售完带来的货后，都要购买上党产的人参、党参、连翘、远志、知母、冬花、黄芩之类的山货，称之为"回货"，带回去供市场制药使用。他们都是盛装而来，满载而归。整个交易大会是客商云集、品种繁多、货源充足、成交巨量。据说，整个大会下来，官府收税要达万两白银之多，可见贸易量之大。

In Baodian Town, Changzhi City, Shanxi Province, there is a famous national herbal trade market, which is called "Baodian herbal fair". According to the records of Shanxi Province, more than 500 years ago, drug dealers in Taiyuan, Taigu and other places all went to Baodian herbal fair to buy and sell medicinal materials. By the end of Ming Dynasty, Baodian herbal medicine association was well-known all over the country, especially in Sichuan, Guangdong, Fujian, Guizhou and other provinces.

镖师，很多商行伙计也注重平时习武健体，一些专门招聘武师护路保镖的商家也应运而生，形成特有的鲍店武术文化。直到抗日战争时期，太行山成为主战场，鲍店药材大会才走向了衰落。

与鲍店药材大会齐名的是解州药材大会。解州药材大会起源于解州关公庙会，早在五代时期，解州由县升州，此风已盛，人们利用祭奠关公的盛大活动开展贸易活动，甘肃、内蒙古的骆驼，苏杭的绸缎，陕甘的马匹等涌入解州，人流摩肩接踵，街上车水马龙。各地商贾售出所带物资之后，又将解盐运回本埠，形成了物资对流。庙会一般在农历四月和九月，一年举办两次，会期为一至两个月。随着药材交易逐渐成为主体，人们习惯上称之为解州药材大会。

解州药材市场分为粗药市场和细药市场。粗药市场从东大街开始至风化源头（桐树巷南口）、南巷（桐树巷）、花店巷（结义庙巷）、石头坡街（解州九组巷）、下街（解州五组巷）、子市街（解州七组巷）。细药市场以经营膏、丹、丸、散为主，集中在解州大北街（五一路西段）、蔡家楼巷、梅家洞巷（解州八组）等地。最大药材商是中兴复药行，该药行约有 300 年历史，本地在全国四大药材市场名声显赫，各地

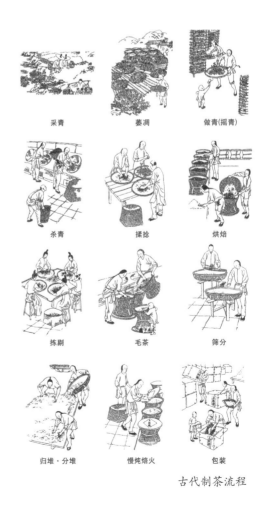

采青　　萎凋　　做青(摇青)

杀青　　揉捻　　烘焙

拣剔　　毛茶　　筛分

归堆·分堆　　慢炖焙火　　包装

古代制茶流程

药商到解州后首先要拜见中兴复，然后由解州药材会馆统一安排交易场地和服务事宜，各地药商遇到问题也都要与中兴复协商解决。明清时期山西药茶贸易的繁盛可见一斑。

4.万里茶路的开辟见证了药茶的成熟

山西不仅是药茶的发祥地，也是茶文化传播的主要推动者。在晋商所经营的范围中，中药材和茶一直是主打产品，以此为主成就了晋商的数百年繁荣，并且以"万里茶路开拓者"载入史册。

众所周知，晋商业茶始于福建武夷山，《茶市杂咏》记载："茶叶均系西客经营，由江西转河南，运销关外。西客者，山西商人也，每家资本二三十万至百万。"晋商最早选择把货源锁定在了武夷山下梅，因此下梅成了重要的商运水道，从而使这里成为以常万达为主的山西商帮经营茶叶的起源地。常万达率先采取收购、加工、贩运一体的经营办法，并投巨资购买武夷山下梅村的荒山开始种植、生产、加工、制作茶叶，同时在下梅村开设茶庄。他还与武夷山下梅邹氏景隆号茶庄建立贸易伙伴关系，在下梅村开设有茶焙坊，将岩茶加工制作成红茶、乌龙茶和砖茶。每年茶期一到，武夷岩茶便销往恰克图等地。乾隆年间（1736—1795 年），下梅成为崇安最大的茶市。常万达从乾隆时期开始，子孙相承，历经七朝，沿袭150多年。到了晚清，在恰克图数十个较大的商号中，常氏占了四个，成为在茶叶路上晋商中的中流砥柱。

晋商在开辟万里茶路上的另外一个重要支点是湖南安化黑茶。其主要贡献是不仅在安化当地大量收购和加工制造黑茶，而且不远万里运输销往新疆、内蒙古，以及蒙古、俄国，使其驰名海内外，有效地引导了不同地区和国家的饮茶兴趣和习惯。至今在一些边疆地区还流传着"宁可三日无食，不可一日无茶"的说法。

当时的晋商活跃于祖国的大江南北，在明清时期就以经商能力称雄于天下，成为十大商帮之首。茶叶是当时晋商所涉及的一大重要领域，而安化黑茶就是当年晋商主营品种之一。晋商在安化收购、加工茶叶，并把制好的茶叶通过船运、车运、驮运等方式运往万里之外的新疆，以及蒙古和俄国等国销售，正是晋商在几百年前做大了"安化黑茶"品牌。

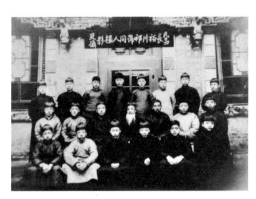
长裕川茶庄同仁合影

　　许多学者认为，晋商业茶是先武夷山后安化，但是一部分安化学者认为万里茶路就始于安化，晋商来安化办茶要早于福建，一个重要物证是由晋商在乾隆年间铸造的一口古茶钟。有学者根据山西祁县发现的《行商遗要》手抄本中"予旧号三和，齐嘉靖末年来安采办黑茶"的记载，提示明嘉靖末年山西祁县三和号茶商就已经来安化采办黑茶了。书中并未说三和号是来安化办茶最早的商号，可能还存在比它更早的。正是晋商把安化黑茶推向了其历史最高峰。当时大批晋商来安化办茶，使茶叶变成了畅销品。当地茶农不断扩大茶叶种植面积，增加茶叶采摘量，收入也得到了大大提高。保守估计，从明嘉靖末年到民国初年，晋商在安化办茶的时间持续了300多年，形成了产—运—销一体化的产业链。

Many scholars think that the Shanxi Merchants started tea business from Wuyi Mountain and then Anhua, but some Anhua scholars think that the Tea Road started from Anhua. The Shanxi Merchants came to Anhua to run tea earlier than Fujian.

　　在万里茶路上，最具晋商传奇色彩的当属湖北羊楼洞砖茶。晋商在羊楼洞从事茶事活动，起于明而兴于清。明代中叶，晋商就开始在羊楼洞制茶、贩茶。最初叫帽盒茶，因此把经营这种茶的山西商人叫作盒茶帮。在清雍正三年（1725年），晋商冀家在羊楼洞经营砖茶，清嘉庆二十年（1815年），蒲圻（今赤壁市）贡生周顺侗《莼川竹枝词》所写"茶乡生计即山农，压作方砖白纸封，别有红笺书小字，西商监制自芙蓉"中的"西商"指的就是晋商。当时的祁县乔家、榆次常家均在这儿建有茶叶基地。光绪中期，晋商进一步在羊楼洞扩大制茶规模，修建厂房20多处，雇用数千工人。每年，羊楼洞一带的茶农，早早就收到晋商的订金，将成批茶叶采摘后制成砖茶。晋商们将砖茶统一收好后，按照各自的"商标"贴好，并写上监制字样。以三玉川、巨盛川为代表的山西茶商"川"字牌商号和商标影响广泛，蒙古、俄罗斯乃至欧洲的商人、牧民、居民们，只要在砖茶上摸到"三道杠"便高度信任，踊跃购买。清雍正五年（1727年），沙俄女皇派遣使臣来华，订立《恰克图条约》。晋商在恰克图中方一侧迅即建立了一个"买卖城"（贸易集市），把从

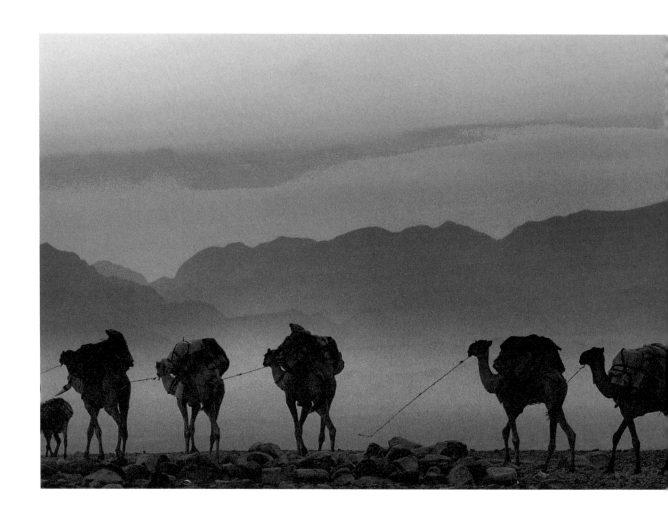

羊楼洞等地加工的茶叶经过长途运输全部集中于此，转手由俄商继续向西销售，但主流团队依然是晋商。咸丰十一年（1861年）以前，一直是晋商垄断着湖北、湖南的茶叶贩运，他们将两湖茶叶经陆路运往恰克图销往俄国，形成了晋商、俄商分段经营的模式，维持了100多年。同治元年（1862年），俄商取得特权，商业活动进入中国内地。汉口开埠后，俄商紧随英商之后，来汉设立茶商办事处，收购红茶，逐步将触角伸向以羊楼洞为中心的鄂南茶区，不仅自设行庄直接向茶农购茶，而且还自办了顺丰茶厂，逐步占据了天津发往恰克图砖茶份额的半数以上。以后，俄商又在鄂南茶区陆续开办了新泰、阜昌等8家砖茶厂。更重要的是，由于清政府赋予外商种种特权，晋商受到了严重的打压，经营惨淡，直到俄国十月革命后才有所转变。到18世纪末，茶叶已成为蒙古、俄国等国家和地区人们的生活必需品，极大地推动了茶叶贸易的发展。正是晋商以茶叶贸易为主业的事实，催生了万里茶路。

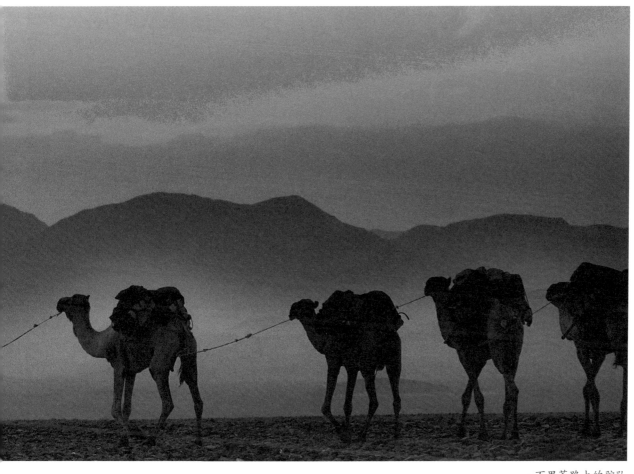

万里茶路上的驼队

　　由晋商开辟的万里茶路是一条重要的国际贸易通道，起于福建武夷山，经江西、湖南、湖北、河南、山西、河北、内蒙古，穿越沙漠戈壁，经过库伦到达通商口岸恰克图，全程大约 5000 千米，既有水路又有陆路。到达俄罗斯后又向西延伸到达新西伯利亚、莫斯科、圣彼得堡等城市，并且继续拓展延伸到中亚和其他欧洲国家，茶路总长达 13000 余千米。

The Tea Road opened up by Shanxi Merchants is an important international trade channel, which has been flourished for nearly two centuries.

由晋商开辟的万里茶路是一条重要的国际贸易通道。万里茶路起于福建武夷山，经江西、湖南、湖北、河南、山西、河北、内蒙古，穿越沙漠戈壁，经过库伦到达通商口岸恰克图，全程大约 5000 千米，既有水路又有陆路。到达俄罗斯后又向西延伸到达新西伯利亚、莫斯科、圣彼得堡等城市，并且继续拓展延伸到中亚和其他欧洲国家，茶路总长达 13000 余千米。17 世纪时，茶道在我国境内大约有 5300 千米，在俄国境内大约 8000 千米。太平天国时期，晋商改以两湖地区的茶叶为主营茶品，湖南安化和湖北羊楼洞成为新的起点，先由汉口集中，再从襄河运到樊城，上岸后改用畜驮车载，经河南、山西进入内蒙古，再换上驼队，穿行沙漠 1000 多千米，到达中俄边境恰克图交易。19 世纪时，万里茶路的起点已经改为汉口，并分为两条商路，一条从汉口经汉水到襄樊、唐河、社旗，上岸后沿陆路北上张家口或杀虎口直至蒙古、俄国，另一条从汉口沿长江到上海并经海运到天津，转为陆运再到达恰克图，直至西伯利亚。晋商的茶叶贸易在清朝乾隆二十年（1755 年）以后进入了鼎盛时期，并且一直持续到同治年间。这一时期，晋商曾经拥有 100 多家专营商号，其中有 50 余家常驻恰克图。清同治十年（1871 年），晋商向俄输出的茶量多达 20 万担。清同治元年至十三年（1862—1874 年）期间，晋商茶业贸易金额高达 597 万

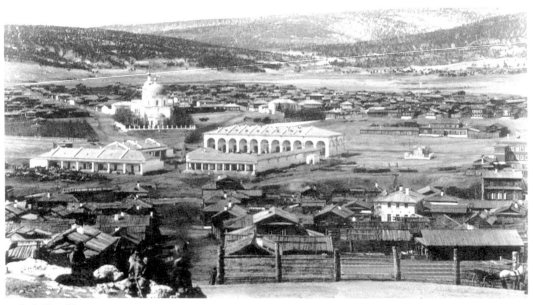

恰克图旧影

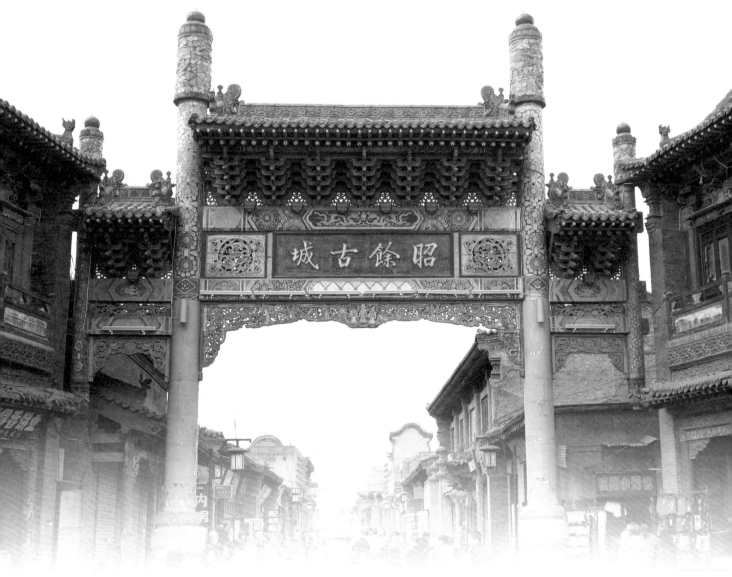

昭馀古城牌楼

　　祁县历史悠久，古称"昭馀"，始建于北魏太和年间
（477—499），拥有 1500 多年历史。

Qi County has a long history, which was called "Zhaoyu" in
ancient times. Qi County was built in the reign of Taihe in the
Northern Wei Dynasty （477—499）, with a history of more than
1500 years.

卢布。在武夷山下梅村，仅晋商与当地茶商邹氏创办的"景隆号"每年获利高达200多万两白银；在江西河口镇，因为万里茶路的开通一跃而成为"八省码头"，民谚称之为"买不尽的河口，装不完的汉口"。在万里茶路沿线，晋商创建了大量的会馆，康熙在南巡时曾说："朕行历吴越州郡，察其市肆贸迁多系晋省之人。"同时，晋商票号也开到了万里茶路沿线。据史料记载："光绪年间全盛时期，分号共414家，分布于21行省及内蒙古、新疆等。"一般来说，票号的势力以黄河流域为基地，兼及长江流域一带……票号业务最盛的年份，在光绪二十八年至三十二年间（1902—1906年），每年汇款总额达1000万两，多的达2000万两左右。

令人感兴趣的是，历史上并非茶业传统地的山西，却崛起了一支称雄天下的大茶商，谱写了万里茶路的千古传奇，成为许多专家学者研究探讨的重要课题。

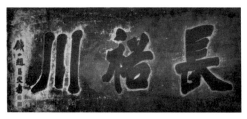

"长裕川"牌匾

古城街道两侧坐落着上百家保留有明清时代建筑风格的茶庄、票号、烟店、钱庄、斗行、当铺等商业店铺旧址和民居宅院。1994年1月，作为中国商业金融古城和北方汉民族历史、建筑、文化、艺术的重要载体和杰出典范，祁县被国务院批准为国家级历史文化名城。古城的东、南、西、北四条大街统称晋商老街。

On both sides of the ancient city street, there are hundreds of old commercial shops and residential houses with the architectural style of Ming and Qing Dynasties, such as tea houses, ticket shops, tobacco shops, banks, the food stores, pawnshops, etc. In January 1994, as an important carrier and outstanding model of the history, architecture, culture and art of China's commercial and financial ancient city and the northern Han nationality, Qi County was approved by the State Council as a national historical and cultural city.

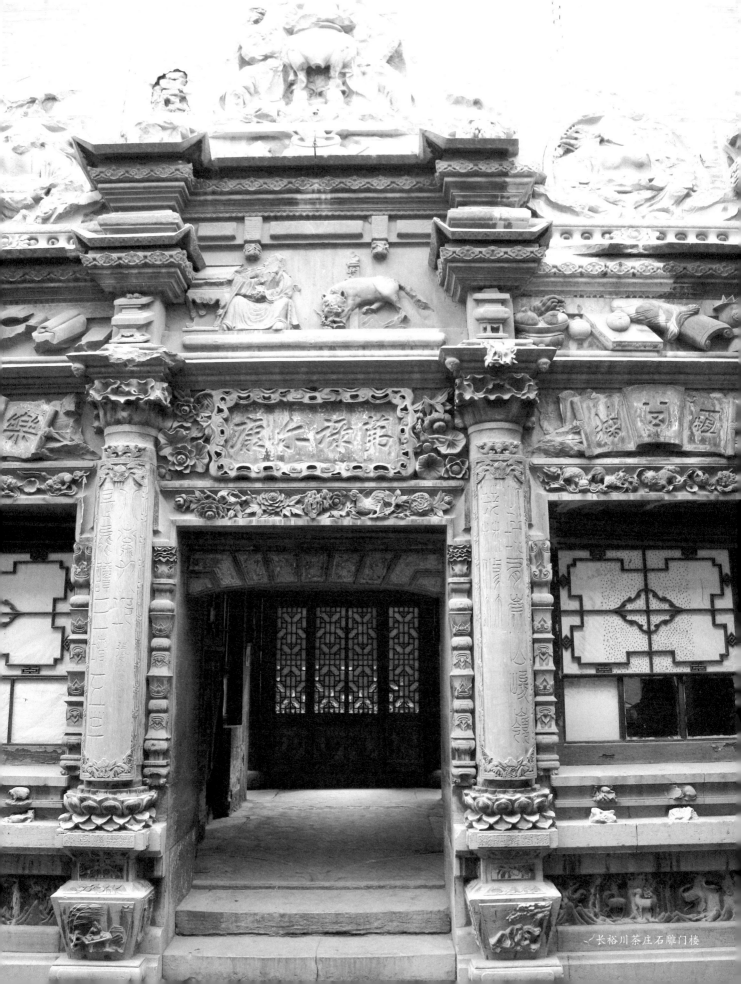

长裕川茶庄石雕门楼

昭馀古城内段家巷北口的长裕川大院，原是晋商十大财东，邮其名门望族渠家的茶庄旧址，为晋商中开设时间最长、规模最大的茶庄之一。

"长裕川茶庄"是渠家开办的茶庄总号，为晋商中开设时间最长、规模最大的茶庄之一，是国家级重点文物保护单位。现利用茶庄旧址创办的晋商茶庄博物馆，向游人系统地展示了中国茶文化悠久的历史、博大的内涵，既是让游人了解中国茶文化知识的课堂，更是供游人品茗、纳凉、娱乐的好地方。

"Changyuchuan tea house" is the head office of tea houses set up by Qu family. It is one of the longest and largest tea houses set up by Shanxi Merchants. It is a national key cultural relics protection unit.

长裕川茶庄大院

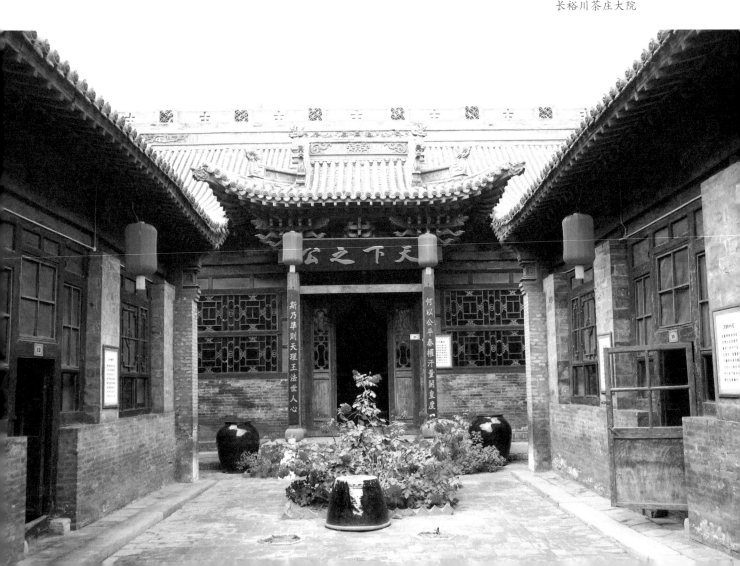

山西药茶产业——继承与创新的必然选择

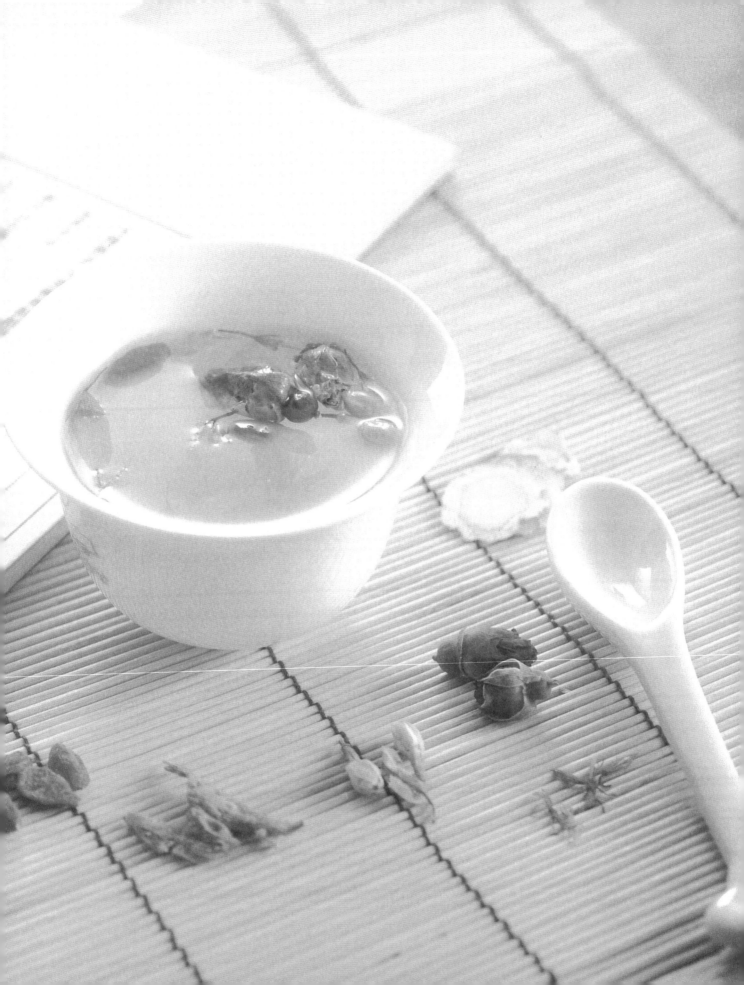

（一）转型发展的全新定位

2017 年 9 月，国务院印发的《关于支持山西省进一步深化改革促进资源型经济转型发展的意见》中指出，支持山西"开展传统产业绿色改造，构建绿色制造体系，培育发展一批绿色产品、绿色工厂、绿色园区和绿色产业链"。山西省委、省政府从山西传统产业优势和社会消费需求的现实出发，把发展山西药茶产业作为新型支柱产业来抓。山西省委、省政府于 2019 年 5 月正式提出了发展"山西药茶产业"的要求，同年 12 月在省委经济工作会议上进一步指出：要推动"山西药茶"产业提质升级，努力打造中国第七大茶系。这是省委、省政府推进资源型经济转型的一项重要举措，也是全省实施示范区、排头兵、新高地战略的一项新型产业定位，充分体现了省委、省政府立足省情、深化改革、培育优势、超前布局的新思维和新视野。省政府专门成立了由分管副省长担任组长的药茶产业发展领导小组，多次召开专题会议，研究制定产业扶持政策，组织论证产业布局规划，并深入各市县企业进行调研指导。对于培育和壮大新型优势产业、促进全方位经济转型，具有重要的现实示范和长远拉动意义。

这一决策所依托的经济社会发展背景是，随着经济社会的发展和人民群众对健康生活追求的日益增强，健康消费正在成为全社会非常强劲的消费增长热点，养生保健类产品也随之迅速成为企业、市场、社会共同推动的热门产品。中医药由于具

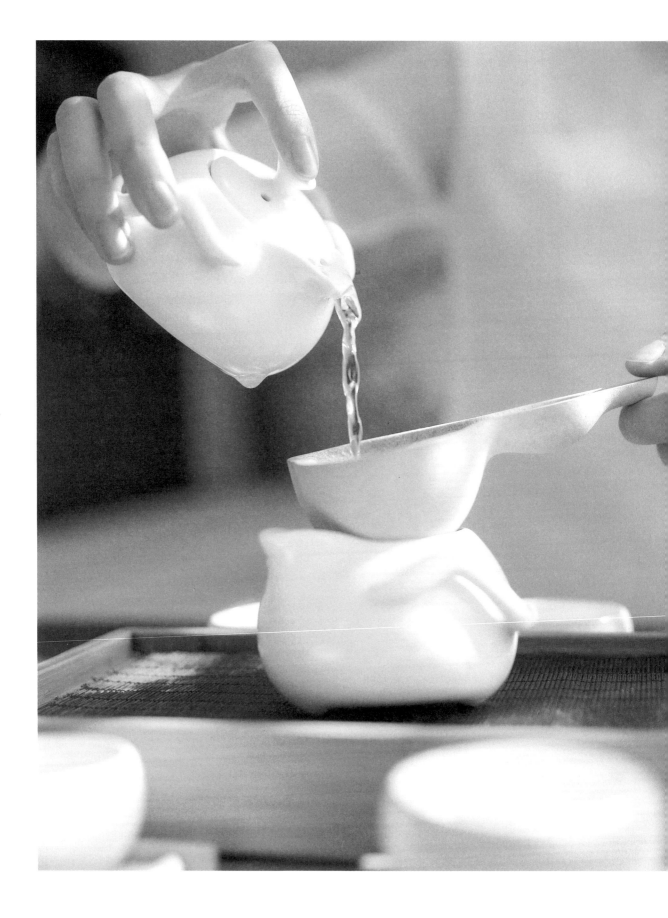

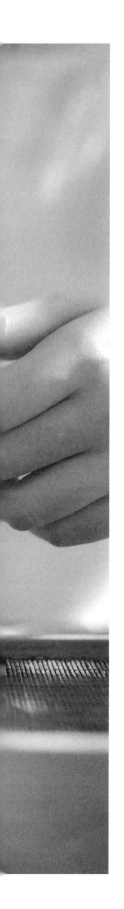

茶艺（分茶）

茶叶作为一种饮品，从唐朝开始，流传到中国西北各个少数民族地区，成为当地人民生活的必需品，"一日无茶则滞，三日无茶则病"。

Tea, as a drink, has been spread to various ethnic minority areas in Northwest China since Tang Dynasty. It has become a necessity of local people's life, "If there is no tea in one day, one will feel uncomfortable; if there is no tea in three days, one will be sick".

有养生保健的系统理论和优势技术，完全可以成为产品创新和市场开发的最佳选择，业界常常以数千亿乃至万亿级市场规模对其评估和预测。据不完全统计，在近年中医药养生保健产品的市场结构中，滋补调养占比达41.58%，营养食品占比为39.68%，养生花茶占比达14.16%，药食两用中药饮片占比4.24%。仅仅以2018年上半年的数据分析，养生保健类产品的销售量与2017年上半年同比增长72.5%，可见其增长速度是十分惊人的。

需要强调的是，健康生活理念的强化和健康生活方式的普及，已经突破了既往的人群结构，成为不同年龄阶层、不同职业群体、不同体质基础人群的共同追求。有数据显示，健康饮食、中医调理已经成为众多"90后"职场人群青睐的养生方式。同时，人群结构的差异形成了对健康产品的不同需求，如中老年人群对调补养生类产品的需求、领军创业类人群对缓解疲劳类产品的需求、职场女性对改善睡眠和美容类产品的需求、青少年人群对改善记忆力产品的需求、亚健康人群对调节免疫类产品的需求等，不仅形成了庞大的消费群体，而且主导着产品类别细化和市场分工。

我们所说的发展山西药茶，主要指的是养生保健类药茶，要求其既要有一般茶类产品的基本属性，又不能与传统茶品完全同质化。中国工程院院士刘仲华提出，要把茶的属性与药的属性有机融合，把晋商文化、中医药文化和茶文化有机融合，在安全、口感、功效三个关键环节上下功夫。一是以山西主产的药食两用中药材为主要原料，从源头上保证山西特色和山西优势；二是突出与传统茶类产品特别是单一原茶产品的区别，实现差异化发展，基本做到配料复方化、感观茶品化、功效明确化、高端精致化，克服单一药材的寒热偏性，顺应饮茶人群的饮用习惯，突出养生保健的主体功效，提升产品的附加值；三是针对不同人群的需求开发具有不同功能的药茶产品，如时令养生、体质养生、孕期保健、产后保健、美容养颜、运动保健、睡眠保健、缓解疲劳、调节免疫等不同类别，并且要能够吸引视觉、顺应口感、培养兴趣、引导习惯。同时，着力培养以药茶为主导的商业企业，打造"大茶商"，培育大品牌，发展大产业。通过政府引导，培育若干龙头商业企业，扶持一批以经营山西药茶为主体的专业化经营企业。要注重品牌体系的建设，包括区域公用品牌体系、产品标签标识体系、产品推介展销体系、大型市场窗口体系、荣誉评比奖励体系、传统媒体平台体系、新型传媒平台体系、药茶与文旅产业融合体系，真正形成强大而持久的品牌培育机制。

2020年3月20日，山西药茶发布会在太原举行，隆重推介山西药茶这一山西优势产品，发布山西药茶省级区域公用品牌。省委书记楼阳生同志在发布会上提出，山西药茶之功效，完全契合高品质生活之内涵，高雅而又具疗效；以道地药材为山西药茶之本、之源、之根，原材料必须要道地而不能有人为之添加；炮制方式取之于茶道，又要超然于茶道，这个过程本身必须要有一种性情，方能赋予药茶以灵魂；山西药茶应该让更多的国人享之、用之；发展药茶、打造农产品精深加工十大产业集群，其本其根都是为了富民。由此，"山西药茶"成为2020年山西省公开推介的第一个省级公用品牌。4月21日，山西药茶产业联盟成立，并提出了"十四五"期间实现百亿产值、全力形成千亿产业、做深全国走向国际、打造"山西药茶"知名品牌、跻身中国第七大茶系的宏伟目标。目前，全省已有药茶企业150余家，正在形成欣欣向荣的发展势头。

山西药茶历史悠久、原料道地、工艺成熟、口感独特、功效确切，具有厚重的文化分量、产业体量、科技含量、产品质量、市场能量，正在成为资源型经济转型发展的重要力量。

（二）化药为茶的独特路径

山西药茶，就是选取山西主产且适宜制茶的药食两用道地药材（含新食品原料和本省食品安全标准收载的地方特色食品）为主要原料，或单品入茶，或按照中医养生和组方理论配伍，可适量添加原茶，采用制茶与制药复合工艺制作而成的仿茶类饮品；既保持了茶品的馨香，又融入了养生的功用，改善了药物的寒热偏性和苦涩口感，克服了定量定时的限制，使其适宜于长期或适时饮用，在品茶中实现养生保健之目的，实现了医道与茶道的完美融合。即所谓以药制茶，化药为茶，茶载药效，药随茶形，药取功效，茶取味道，茶药融合，相得益彰。其中，叶芽、花卉类精制入茶，果实、种子类炮制入茶，根茎、皮质类提取入茶。

1.叶芽、花卉类精制入茶

中国的药茶，长期以茶、药、药茶三者并存的形态发展，并且形成了制茶、制药、制作药茶不同的生产工艺，茶和药茶产品也分别形成了各具特色的产品形态和饮用方式，凝聚了厚重的养生文化。汉魏以前，以生煮羹饮为主，如《晋书》所说："吴人采茶煮之，曰茗粥"；中唐以后，采叶做饼茶的制茶工艺逐步完善；宋代出现团饼茶和散茶；元代之后，则以散茶为主，并将"蒸菁法"改为"炒菁法"。到明清以及近现代，制茶技术日臻成熟。工艺大体分六步：一是萎凋，目的是使叶质柔软，具有可塑性，以利于外观造型；二是作青，即摇青与堆置交替进行，摇青就是将萎凋的花、叶置于竹筛内揉捻，目的是使叶片边缘在摩擦后适度破坏叶缘细胞，使其失水，多酚类物质发生酶解并逐渐氧化，形成茶叶特有的芬芳，之后进入堆置、晾青阶段，反复多次；三是杀青，目的是利用高温处理新鲜的茶叶，使之变软，保持绿色，并失去一部分水分，便于揉捻，更重要的是使酶失去活性，保持叶片绿色；四是揉捻，目的是对花叶整形；五是炒制，目的是进一步使花叶增香和干燥；六是发酵，这是中国制茶的关键技术。

另外，常见的还有花茶，是利用新鲜茶叶高吸味性和鲜花芳香浓郁的特点，将毛茶与鲜花分层置放，使茶叶充分吸收鲜花的芳香之后将二者分别烘干，或各自饮用，或可将鲜花添加到茶叶中。《茶谱》中记载的常用鲜花有茉莉、玫瑰、蔷薇、蕙兰、莲、桔、栀子、木香、梅花、桂花等。在制茶过程中，人们还常常采用掺和法，就是将其他食物或调味品混合，增加了茶叶的品类。此外，制茶方法还有蒸、压、陈放等，多种多样。

花卉、叶芽类制备药茶，主要采用的就是制茶业常用的工艺路线，将花卉叶芽类中药材单独或与原茶同步进入制茶程序。目前采用花卉叶芽类制作的茶品主要有连翘叶茶、沙棘叶茶、桑叶茶、党参叶茶、黄芩叶茶、枸杞叶茶、芦笋茶、杜仲叶茶、银杏叶茶、菊花茶、玫瑰花茶、金银花茶等。

2.种子、果实类炮制入茶

种子、果实类中药材由于其外形与茶叶有明显区别，且原形态中的活性物质不容易在冲泡中浸出，或不同程度地存在青涩口感，不适宜冲泡饮用，往往需要经过炮制之后再行入茶。

种子、果实类中药材最常用的炮制方法是炒制，包括清炒、固体辅料炒和液体辅料炒等。清炒常常根据炒制时间和温度的不同，使药材呈现炒黄、炒爆、炒焦等形态。炒黄可使种子类中药材更易于浸出有效成分，同时还能达到矫味的目的，如莱菔子、牛蒡子等。炒爆就是武火急炒，使种子类中药材快速加热，使其特有活性物质气化，膨胀鼓起，形成爆裂，更加酥松，有效成分易于浸泡析出，如紫苏子、决明子等。炒焦可使种子、果实类中药材呈现外表焦黄或焦褐，内部淡黄，散发出焦香味，减少其对胃肠的刺激性，如山楂等。固体辅料炒是指在炒制中加入固体辅料（如麦麸、食盐、白糖等）的炮制方法；液体辅料炒是指在炒制中添加液体辅料（如食用油、酒、醋等）一同炒制的方法，常常先浸泡后炒制。采用炒制、水浸、醋浸或酒浸等方式对种子类中药材进行炮制，可有效提高其溶解性，使其中的活性物质被充分溶解，或使其中的活性物质被分解、转化为新的活性物质。

同时，凡是药材都有一定的寒热偏性或特殊气味，炮制的目的就是使其性味接近和缓，有利于经常或适时饮用。以山楂为例，其酸味容易与胃酸叠

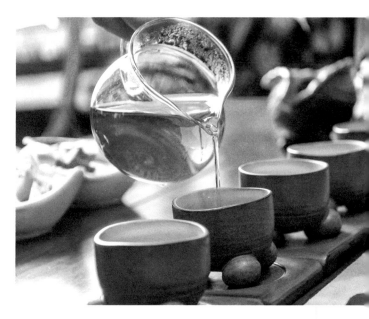

茶艺（分茶）

正是由于发酵程度的不同，才形成了绿茶、青茶、白茶、黄茶、红茶、黑茶等不同品系。其中，绿茶基本不发酵、青茶属于浅发酵，白茶和黄茶属于半发酵，红茶和黑茶属于深发酵。发酵制茶一般不经过杀青。

It is because of the different fermentation degree that different strains of green tea, wulong tea, white tea, yellow tea, black tea, dark tea and so on are formed. Among them, green tea is basically not fermented, wulong tea belongs to shallow fermentation, white tea and yellow tea belong to semi-fermentation, black tea and dark tea belong to deep fermentation. Generally, fermented tea is not killed out.

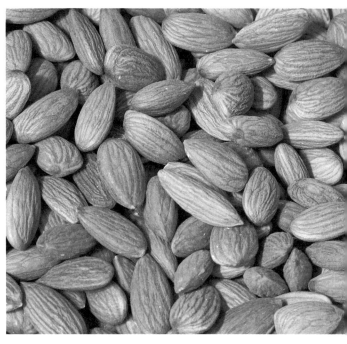

加，刺激胃肠，炮制后即可缓和其酸味。又如莱菔子，生莱菔子中的萝卜苷在煎煮或开水浸泡中容易转化为含硫化合物，而炒莱菔子则可抑制其转化。

需要指出的是，为便于制茶和浸泡，同时考虑药茶的外观性状，粒径较小者常常需要粉碎，如薏苡仁、柏子仁等，粒径较大者常常需要切丝，如红枣、山楂等。

目前市场上常见的果实种子类药茶有苦荞茶、大麦茶、枸杞茶、决明子茶等。

3.根茎、皮质类提取入茶

根茎、皮质类中药材，由于其质地致密坚硬，直接制茶往往难以通过冲泡使其析出活性物质，导致其养生功效难以发挥。这就需要通过相应的提取技术获取其中的活性物质，从而使药茶的内在质量和养生效果得到充分的保证。

传统的中药提取方法主要有溶剂提取法、浸渍法、渗漉法、改良明胶法、回流法、水蒸气蒸馏法和升华法等，其中溶剂提取法是最常用的方法。

溶剂提取法是根据中药材中各种

苦杏仁

生物碱是一种含氮的有机化合物，有些具有水溶性，有些则不易溶于水，而易溶于酸性液体或乙醇等有机溶剂中。因此，在炮制含有非水溶性生物碱的种子类中药材时，多以酒或醋对其进行浸泡。其目的就是提高生物碱的溶解性，使生物碱在冲泡时充分析出。如苦杏仁中含有一种苷酶，这种苷酶经水解后可释放出氢氰酸，有一定的不良作用，因此，炮制时多以醋先行浸泡，即通过提高苦杏仁中苷酶的溶解性以达到灭酶的目的。

In the processing of seed Chinese medicinal materials containing non-water-soluble alkaloids, they are usually soaked with wine or vinegar, the purpose of which is to improve the solubility of alkaloids and make them fully analyzed during brewing.

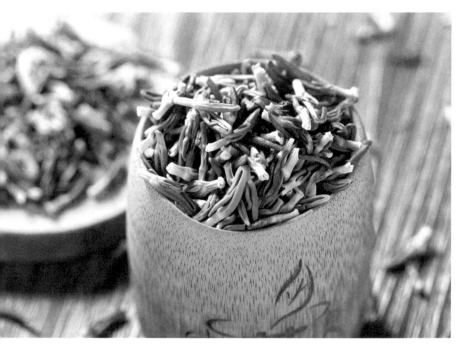

莲心茶

活性物质不同的溶解度，选用溶解度大的溶剂将活性物质从药材组织内溶解出来的一种方法。其中，最常用的是水提法。

中药材中的无机盐、糖类、分子不太大的多糖类、鞣质、氨基酸、蛋白质、有机酸盐、生物碱盐及苷类等大多是水溶性成分。中药传统用的汤剂，多将中药饮片直接用火煎煮，除加温可以增大中药成分的溶解度外，还可能与其他成分产生"助溶"现象，增加了一些水中溶解度小的、亲脂性强的成分的溶解度。同时，对脂溶性成分常采用有机溶剂提取，最多的是乙醇提取法。乙醇的溶解性能比较好，对中药材细胞的穿透能力较强，亲水性的成分除蛋白质、黏液质、果胶、淀粉和部分多糖等外，大多能在乙醇中溶解。一些难溶于水的亲脂性成分，在乙醇中的溶解度也较大，且提取时间短，溶解出的杂质少。

对于中药材中挥发性物质的提取，常采用水蒸气蒸馏法，这是一种利用中药材中的有效成分随水蒸气蒸馏析出而不被破坏的提取方法。该方法利用相互不溶也不起化学作用的液体混合物的蒸汽总压等于该温度下各组分的饱和压之和的原理，当分压总和等于大气压时，液体混合物即开始沸腾并被蒸馏出来。

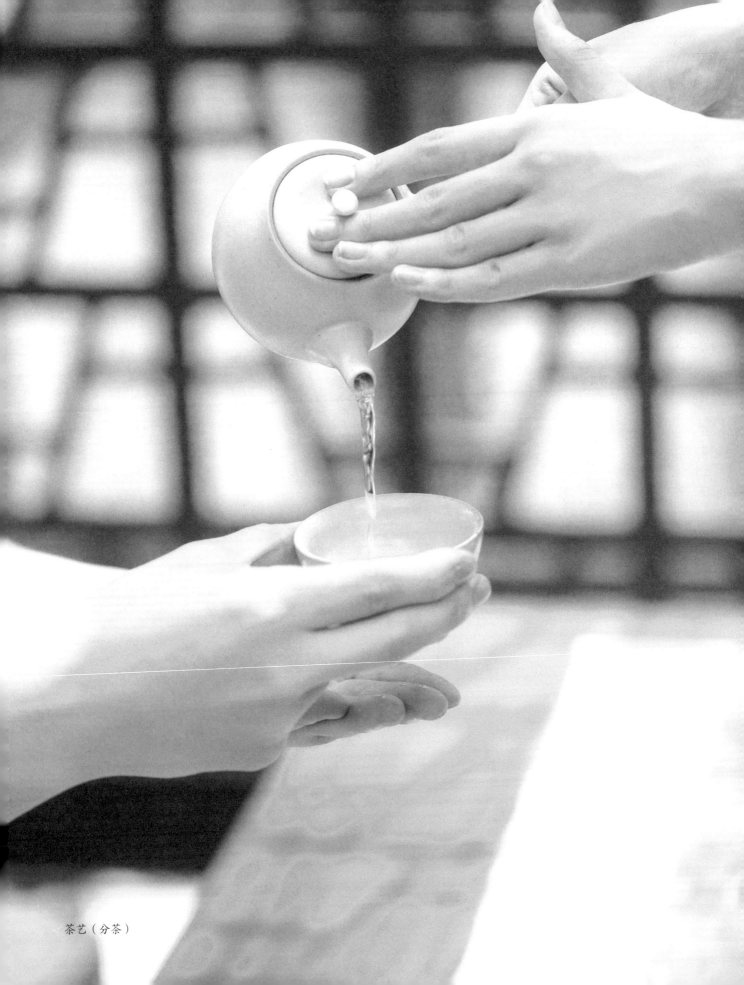

茶艺（分茶）

近年来，中药材提取方法有了很大的进步和发展，最具代表性的有利用超临界状态下的流体为萃取剂，从液体或固体中萃取中药材的药效成分并进行分离的超临界流体萃取方法；利用化学成分分子量差异而达到分离目的的膜提取分离技术；利用鞣酸、明胶、蛋清等絮凝剂的吸附、架桥、絮凝作用及无机盐电解质微粒和表面电荷产生凝聚的作用，使许多不稳定的微粒如蛋白质、锰液质、树胶、鞍质等连接成絮团沉降，经滤过获取活性物质的中药絮凝分离技术。这些提取方法的优点是提取物纯度高，操作简单，节能，提取效率高，生产周期短，极少损失易挥发组分或破坏生理活性物质，无溶剂残留，产品质量高。

提取物在制备药茶的过程中，主要有三种用途：一是芳香类挥发性物质为主的提取物，可借鉴花茶的制备方法，将原茶和花卉、叶芽类中药材与提取物分层置放，使原茶和花卉、叶芽类中药材充分吸附芳香类挥发性物质；二是将提取液喷洒到原茶或花卉、叶芽类中药材表面，通过萎凋、揉捻、发酵等工艺使其融为一体；三是将提取物制成膏制粒，与原茶或花卉、叶芽类中药材混匀包装，成为袋泡茶。此外，也可将提取液与茶液按比例配伍，经调整口感后制成目前流行的液体类茶品。

以药制茶、化药为茶，茶载药效、药随茶形、药取功效、茶取味道、茶药融合，相得益彰。

To make the tea out of medicines, thus the medicine is transformed into tea. The tea carries the effect of medicine. The medicine follows the shape of tea, the medicine is of medicinal effects, the tea gives the good taste, in this way the tea and the medicine mixed together to complement each other.

（三）独具优势的养生功能

1.调节免疫功能

免疫系统是人体健康最大的保护性屏障，包括特异性免疫和非特异性免疫两种。由于免疫系统的功能与人类健康密切相关，如炎症、感染、肿瘤、衰老、生殖等，而且绝大多数疾病的发病机理涉及免疫功能，因此免疫学机理在大多数的疾病病理和亚健康领域得到了充分的研究。

我们常说的免疫功能紊乱也就是免疫异常，其表现形式主要有四个方面：一是免疫力低下，也就是中医所说的"正气不足"，主要是自身的免疫能力不足以抵御致病因素（包括外源性因素如致病微生物和内源性因素如病理产物等），可以是量值的不足，也可以是活力的弱化；二是免疫过度，也就是当致病因素侵入或滋生时，免疫系统过度敏感或过度调动，由于免疫细胞对抗致病因素常常是以"牺牲自己"的方式实现的，因此免疫过度会造成免疫系统的损害，我们常见的某些过敏性疾病及新型冠状病毒肺炎所表现出的"炎症风暴"就是由此引发的；三是免疫识别能力低下，也就是免疫系统误把机体自身的物质识别为异常物质，启动了免疫机制，许多自体免疫性疾病就是这样形成的；四是免疫复合物的形成，这里主要指的是体液免疫，免疫蛋白在对抗致病物质时，主要是通过与致病物质相结合使之失去活性而起作用的，但这种结合形成了新的复合物，这些复合物沉积于某些特定组

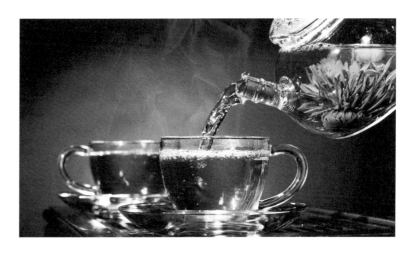

沏茶

在人体内糖的主要存在形式是葡萄糖及糖原，其中葡萄糖在机体糖代谢中占据主要地位，糖原是葡萄糖的多聚体，包括肝糖原、肌糖原和肾糖原等，是糖在体内的储存形式。葡萄糖与糖原都能在体内氧化，提供能量。

The main forms of sugar in human body are glucose and glycogen, in which glucose plays a major role in glucose metabolism.

织中又成为新的致病因素，我们常见的风湿热、风湿性心脏瓣膜病、风湿性关节炎、肾小球肾炎的发生都与这一因素有关。

中医药对人体免疫功能的干预，主要针对的是非特异性免疫，包括影响免疫细胞和免疫蛋白的敏感性、识别性、对抗性及免疫复合物的形成、超敏损伤的修复等，其核心是使人体达到"正气存内""精神内守""阴平阳秘"的最佳状态。现已发现，除大量的经典名方和道地药材之外，许多药食两用药材都具有很好的免疫调节作用。山西药茶就是根据人体免疫功能的异常情况，合理选用具有免疫调节作用的药食两用药材制成的茶品，通过饮茶实现调节免疫之目的。

2.降脂减肥功能

高脂血症是指血脂水平过高，可直接引起一些严重危害人体健康的疾病，如动脉粥样硬化、冠心病、胰腺炎等。过度肥胖，体内脂肪聚积过多，不仅严重影响人们的身体健康和生活质量，还可能引起高血压、糖尿病、冠心病、睡眠呼吸暂停等多种疾病。

在中医药理论视野中，高血脂及肥胖的形成主要与痰湿内阻和瘀血阻滞有关，而痰湿和瘀血的形成则初始于气虚或气滞，因此其调理法则总是从益气和行气入手，以祛湿化痰和活血化瘀为主。研究发现，药食两用中药材中，党参、五加皮、灵芝、当归、山楂、沙棘、荷叶、薤白、大豆、陈皮等有良好的降低胆固醇的作用，银杏叶、三七、枸杞、葛根、茶叶、大蒜、决明子、马齿苋等有良好的降低甘油三酯的作用。山西药茶正是以这些道地药材为主要原料精制而成的冲泡类饮品，对干预脂肪代谢、减少高脂血症和肥胖症的发生具有确切的效果。

3.降压、降糖功能

糖尿病是一组以慢性高血糖为特征的代谢性疾病，现在已经成为一种常见病、多发病，也是严重威胁人类健康的世界性公共卫生问题。

与高血糖一样，高血压也是发病率很高的一种难治性疾病。而且，血压是人体生命活动的重要基础，也是重要的生命体征。

中医对高血糖和高血压的认识，大多从阴虚内热或气阴两虚立论，并认为这两种疾病有着相似的病因病机。许多药食两用中药材在辅助降糖和降压方面有显著的效果。在降糖方面，黄芪、葛根、苦瓜、党参、枸杞、黄精等效果明显；在降压方面，菊花、山楂、荷叶、槐花、葛根、莲子、决明子、玉米须、杜仲叶、灵芝、牛蒡子、桔梗等都是具有确切效果的药物，而这些恰恰是山西药茶的主要原料。

4.抗氧化及防衰老功能

自从有了人类，延缓衰老一直是人们不懈的追求。研究表明，人类的自然寿命

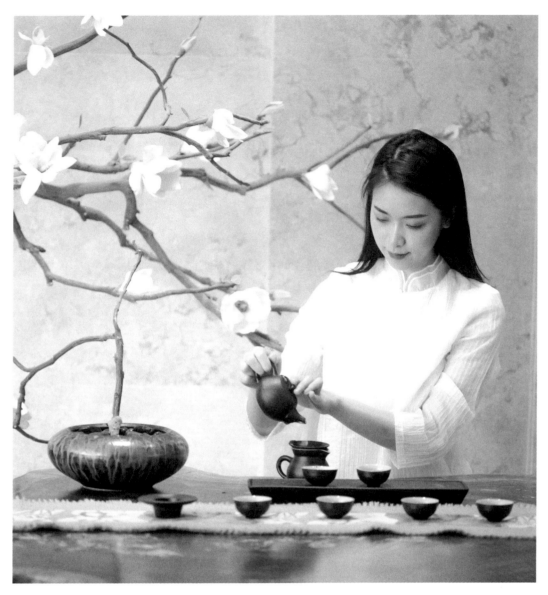

茶艺展示

　　伴随陆羽之后饮茶的生活化，另一种重要的茶品类型也呼之欲出，这就是唐宋之后的药茶，茶文化走上了一源双途的发展路径。

With the tea drinking became popular after Lu Yu, another important type of tea was also emerging. It is the medicinal tea after Tang and Song Dynasties. Tea culture has embarked on a two-way development path.

山西药茶产业——继承与创新的必然选择

大约是 150 年。现在人的平均寿命接近 80 岁，但有一个现象也是不容忽视的，这就是带病生存状态。这些人的衰老状态早已出现，因此延缓衰老、延长寿命、提高生存质量依然是一个重要的课题。

衰老过程是由生物内在因素所决定的，是不以人的意志为转移的。衰老具有进行性，是随着时间的推移而连续进展的过程；衰老具有易病性，当因衰老导致生理机能降低时，就成为多种疾病产生的基础；衰老具有差异性，不同个体间衰老的进程和周期是不同的；衰老具有可干预性，不同的干预条件可以加速或延缓衰老过程，也就是说衰老虽然是不可避免的，但延缓衰老却是可能的。

中医学在承认衰老是一种不可避免的自然过程的基础上，同时认为衰老是可以延缓的，衰老状态和程度是可以得到改善的。中医学认为衰老的加速和衰老程度的加重，是五脏过用、先天不足、后天失养所致，调理和改善往往从补肝肾、健脾胃、扶正气、调阴阳立论。研究表明，黄酮类化合物具有良好的清除自由基和抗氧化作用，在抗衰老领域具有很好的开发前景。药食两用的黄芪、党参、刺五加、灵芝、枸杞、山楂、酸枣仁、沙棘、大枣等，大多含有丰富的黄酮类化合物，是常用的抗衰老药物，也是药茶开发的重要原料。

5.改善睡眠功能

随着社会的发展，快节奏已经成为主流生活状态，与之伴随的则是睡眠不佳，有人称之为"时尚病"。人的一生中，睡眠占据了近 1/3 的时间，其质量好坏与人体健康与否有密切关系。人体的大脑神经活动始终是兴奋和抑制协调平衡的，当这一平衡关系失常时，就会导致失眠。

现代医学对睡眠和失眠的研究刚刚起步，已经有了一些见解，包括由于躯体疾病、精神障碍、药物滥用等引起的失眠，以及与睡眠呼吸紊乱、睡眠运动障碍等相关的失眠。轻者入睡困难，眠中易醒，或醒后不能再睡，亦存在时睡时醒等，严重者则整夜不能入睡。中医对于失眠的认识始于《黄帝内经》，《灵枢·大惑论》记载"卫气不得入于阴，常留于阳，留于阳则阳气满，不得入于阴则阴气虚，故目不瞑矣"。可见睡眠早已是中医关注的人体生命体征，失眠是常见的一种现象。中医认为，失眠的病机多为心脾两虚、阴虚火旺、心虚胆怯等，调理上多以养心健脾、

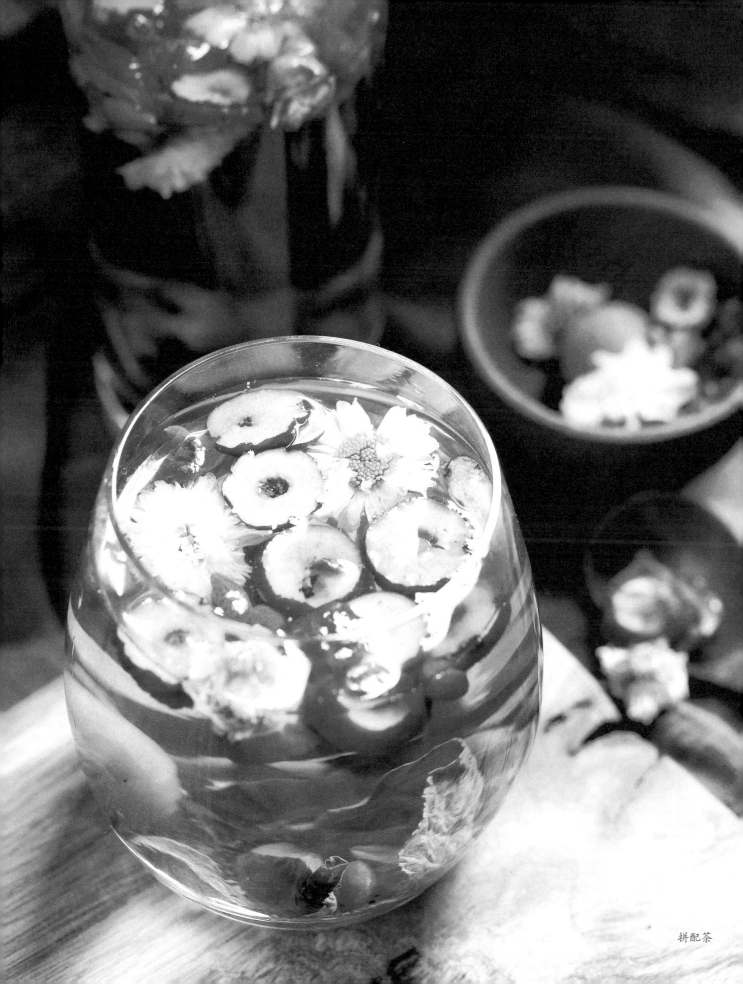

拼配茶

滋阴降火、疏肝利胆为法，药食两用的材料有党参、黄芪、芍药、桂圆、当归、柏子仁、酸枣仁、生姜、大枣、甘草等，这些正是山西药茶的主要原料。

6.缓解疲劳功能

疲劳是人体日常工作和生活中经常出现的一种状态，在当代社会中，几乎每个人都会时不时感到劳累。特别需要指出的是，当人体处于疲劳状态时，各种疾病都容易发生。因此，缓解疲劳就成为医学界的一个重要课题。

人体的疲劳基本上可划分为形体性疲劳和心理性疲劳。形体性疲劳主要是人们常说的慢性疲劳。研究表明，慢性疲劳综合征与不规则的生活、睡眠不足、过高的工作负荷或渐进性疲劳积累等密切关联，某些职业从业者如科研人员、新闻从业人员、公务员、演艺人员、出租车司机等发病率较高。慢性疲劳不能通过休息得到有效缓解，也尚未发现针对慢性疲劳的特效药物。心理性疲劳主要是指由脑力劳动繁重、神经系统紧张程度过高或长时间从事单调、厌烦的工作而引起的精神疲怠现象，表现为心绪不安、动机丧失、注意力不易集中、思维迟钝、情绪低落、工作效

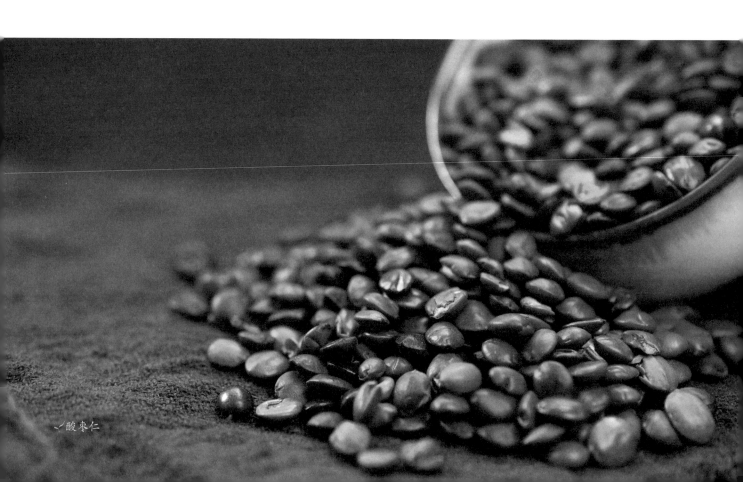

酸枣仁

率下降、反应时间延长、工作正确率降低等；其持续发展，将导致头痛、眩晕、失眠及心血管系统、呼吸系统和消化系统功能紊乱等；其产生与工作特征和个体的情绪因素密切相关。心理性疲劳不仅会降低学习与工作效率，而且对心理健康也有一定的影响。长期的心理疲劳使人心境抑郁、百无聊赖、心烦意乱、精疲力竭，进而引起心因性疾病，例如神经衰弱，表现为头痛、头晕、记忆力不好、失眠、怕光、怕声音等医学表征。

中医药在缓解和减轻疲劳方面有着严谨的理论和丰富的经验。比如，山药、党参、茯苓、黄芪、陈皮、鸡内金、莱菔子、紫苏、甘草、枸杞、山茱萸、酸枣仁、百合、茯神等，这些药物作用的部位和机理虽然有所不同，但通过配伍确实能够发挥缓解疲劳的作用，特别是经常饮用，其作用会持续发挥。

7.润肠通便功能

便秘是生活中经常见到的一种胃肠道异常表现。食物在胃肠道内的消化，主要通过胃肠蠕动、肠道微生物和各种消化酶的共同作用完成。正常人每日排便 1~2 次

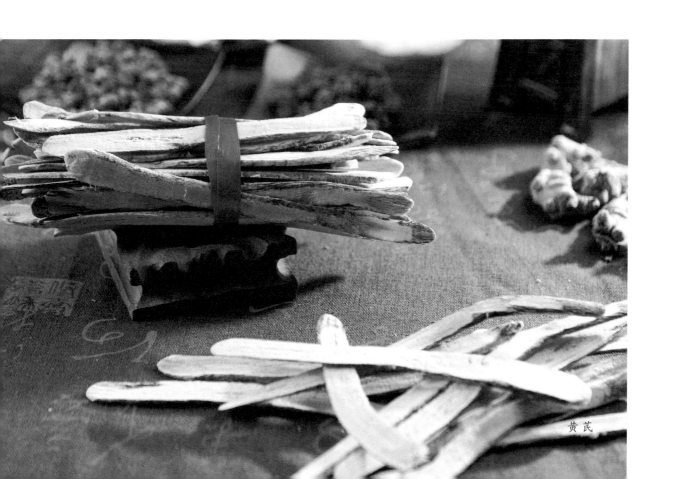

黄芪

或 1~2 日排便 1 次，消化环节任何一个因素发生异常变化都可能形成便秘，表现为排便次数减少，同时排便困难、粪便干结。便秘是老年人常见的症状，约 1/3 的老年人会出现便秘，严重影响老年人的生活质量。

有些人偏重于精细食物，或饮食结构简单，缺粗纤维，使粪便体积缩小、黏滞度增加，在肠内运动减慢，水分过度吸收而致便秘。此外，活动减少特别是因病卧床或以轮椅代步的老年人，以及久坐工作的人员，缺少运动性刺激以推动粪便的运动，往往易出现便秘。

在我国古代医籍中，便秘有很多名称，如"大便难""后不利""脾约""闭""阴结""阳结""大便秘""大便燥结""肠结"等，引起便秘的原因也很多，与肾、脾、肺、胃、大肠、气血津液等均有关系。中医很重视便秘对人体的影响，古代医家曾提出"五味入口，即入胃，留毒不散，积聚既久，致伤冲和，诸病生焉"的见解。中医药向来注重润肠通便，常用的药物有火麻仁、郁李仁、松子仁、桃仁、冬瓜仁、杏仁、柏子仁、当归等，而且还可组成独具优势的成方，如润肠丸、济川煎、五仁丸等，山西药茶把这些药物和方剂变成可冲泡的茶剂饮品，为药物的更广泛应用提供了新的路径。

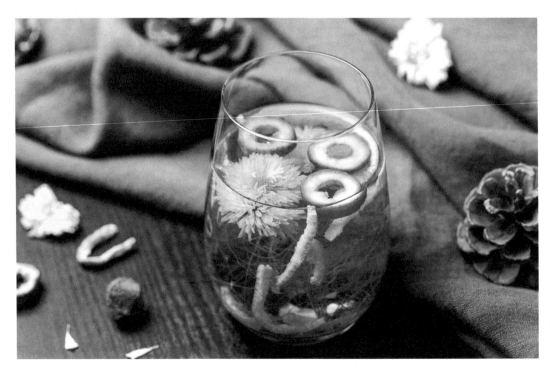

拼配茶

8.养发护发功能

头发从生长到老化在一定程度上反映着人体的生理机能，同时，还能保护头部增加人的美感。头发的生理特征和机能主要取决于头皮表皮以下的毛乳头、毛囊和皮脂腺等。正常人每日可有头发脱落，同时也有等量的头发再生。毛发的生长受遗传、健康、营养和激素水平等多种因素的影响。

脱发一般分为永久性脱发和短暂性脱发两种，头发的异常表现还有断裂、脆化、色素退化等。由于这些异常尚无特效药物可以改善，因此人们更加注重日常养护。中医认为，"肾藏精、肝藏血""肾其华在发""发为血之余"，毛发枯白脱落与肝肾精血不足有密切关系。常用的调理性药物有生黄芪、党参、当归、牛蒡子、阿胶、茯苓、甘草、桑葚子、枸杞子、葛根、桑叶、柏子仁、薏苡仁、侧柏叶、黑芝麻、生姜、核桃、杏仁等，以这些药食两用药物为主要原料，按照中医养生理论和配伍理论合理组方，成为药茶研制生产的基本途径。

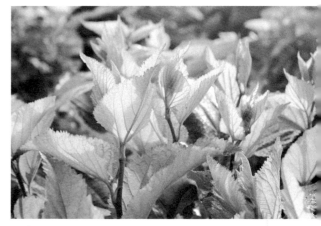

桑叶

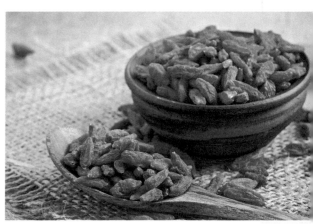

枸杞

9.滋养肌肤功能

皮肤是指被覆在人体的表层，直接同外界环境相接触的组织，具有保护、排泄、分泌、调节体温和感觉等功能，是人身体器官中面积最大的器官。皮肤分表皮和真皮两

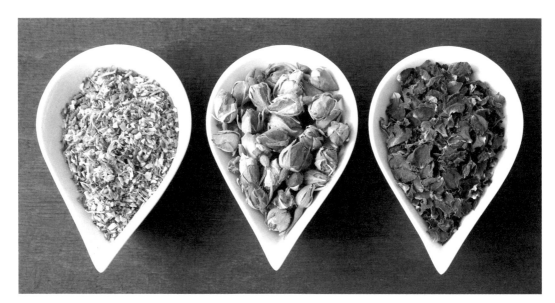

花茶

层，表皮在皮肤表面，又可分成角质层和生发层两部分。已经角质化的细胞组成角质层，脱落后就成为皮屑。生发层细胞不断分裂，能补充脱落的角质层。生发层有黑色素细胞，产生的黑色素可以防止紫外线损伤内部组织。真皮在表皮下面，含有许多弹力纤维和胶原纤维，故有弹性和韧性；而且比表皮厚，有丰富的血管和神经。

皮肤老化是指皮肤功能衰老性损伤，使皮肤对机体的防护能力、调节能力等减退，由此皮肤不能适应内外环境的变化，出现色泽、形态、质感等外观整体状况的改变。皮肤的老化分为内源性老化和外源性老化。内源性老化是指皮肤随年龄增长发生的自然老化，表现为皮肤变白，出现细小皱纹、弹性下降、皮肤松弛等。外源性老化的最主要原因是日晒所致的光老化，表现为皱纹、皮肤松弛、粗糙、淡黄或灰黄色的皮肤变色、毛细血管扩张、色素斑形成等。面部皮肤是人体皮肤最具代表性的部位，也是人们护肤养肤的重点所在，其主要关注点是颜面部的颜色、光泽、水分、弹性、质感等。

中医认为，心"其华在面""气为血之帅""血为气之母"，因此面部皮肤异常主要责之于思虑过度、损伤心脾、气血不足，而在调理方面则以健脾养心、补益气血为主。常用的药食两用药物有当归、甘草、黄芪、党参、茯苓、丁香、决明子、木瓜、灵芝等，是开发养肤、护肤类药茶的重要原料。

叁

山西特色药茶

山西主要药茶加工基地分布图

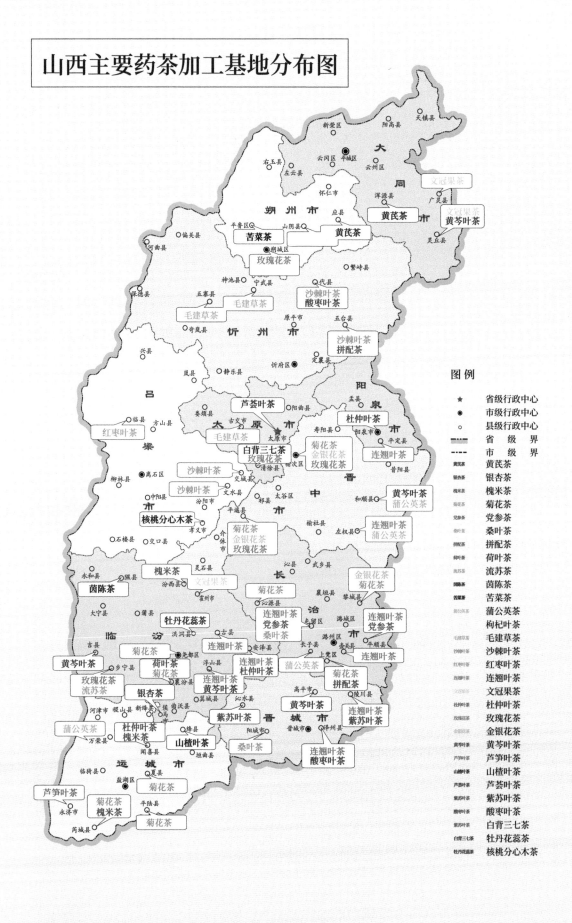

山西独特的气候条件和复杂多样的地貌类型，孕育了丰富的中药资源。据第四次中药资源普查初步统计，全省共有中药资源 1788 种，其中植物药 1625 种、动物药 133 种、矿物药 30 种，有道地和优势药材 30 余种。2019 年，全省中药材种植总面积 320 万亩（1亩≈666.67平方米），远志、连翘、黄芩和柴胡的年产量分别占全国的 70%、50%、40%、25%，而且许多品种因有效成分含量高深受市场欢迎。

山西药茶是以药食两用的植物叶（芽）、花（蕾）、根茎、果实为原料，经加工制作而成的单品或拼配品，采用类似茶叶泡、煮的方式供人们饮用。其聚药性之精华，传茶道之神韵，兼具茶的味道、药的功效。党参、黄芪、连翘、沙棘、红枣、槐米等药茶加工原料产量高、分布广、品质优。现已初步形成六大产区：太行山、太岳山连翘叶茶基地，晋南边山丘陵区槐米茶、菊花茶基地，恒山黄芪茶、枸杞芽茶基地，吕梁山沙棘叶茶、红枣叶茶基地，晋东南桑叶茶、黄芩茶、党参茶基地，管涔山毛建草茶基地。目前，全省有 150 余家药茶加工企业，开发出连翘叶、沙棘叶、桑叶、枣叶、毛建草、槐米等单品茶和黄芪普洱、枸杞菊花、五宝茶等拼配茶，共计 200 余款产品。

山西药茶吸收了传统六大茶系制茶工艺的优点，针对不同加工原料的独有特性，对杀青火候、揉捻力道、发酵温度、干燥方式等都进行了创新和改进，叶（芽）、花（蕾）类制茶，取其性而存其味；果实、种子类炮制入茶，取其性而化其味；根茎、皮质类提取入茶，取其性而去其味，形成了独具山西特色的药茶制作工艺。全省有相关发明专利近 300 项。

山西药茶具有调节免疫、改善睡眠、缓解疲劳、清咽润肺、促进消化、润肠通便、美容养颜和降"三高"等功效，是健康养生最佳饮品。山西药茶种类多、功效好，选用药茶时要因人而异、因时而变，充分发挥其应有的效果。

自 2019 年以来，在山西省药茶产业发展领导小组的领导下，全省上下积极行动、狠抓落实，组织开展"山西药茶"区域公用品牌策划，举办山西药茶发布会，成立山西药茶产业联盟，启动山西药茶标准体系建设，加大科技研发和人才培养力度，使山西药茶产业呈现良好发展态势。今后，我们要重点围绕单品茶和拼配茶全面发展，在建设标准化示范基地、培育龙头企业、构建标准体系、实施品牌营销、强化科技研发和人才培养、推进产业融合、优化金融服务等方面有序推进，使山西药茶做强、做优、做特。

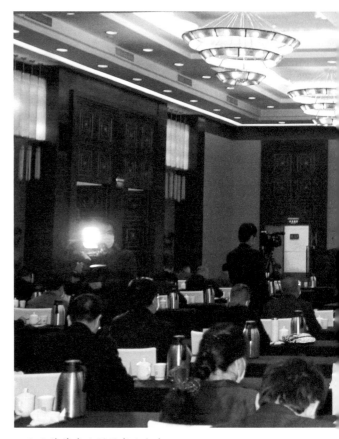

山西药茶产业联盟成立大会

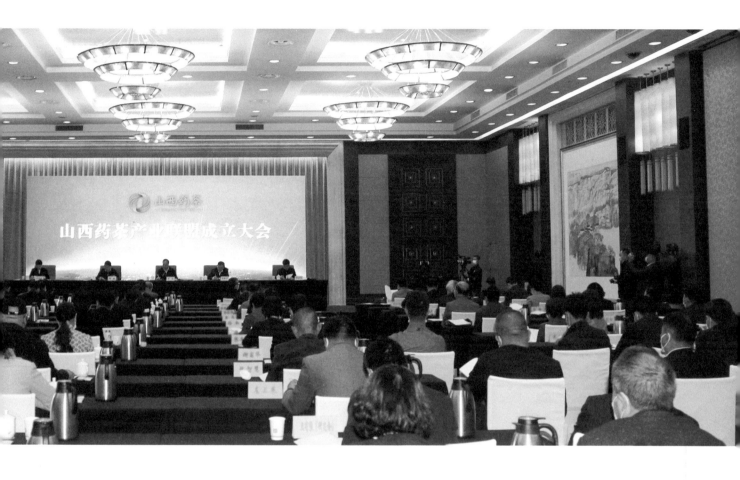

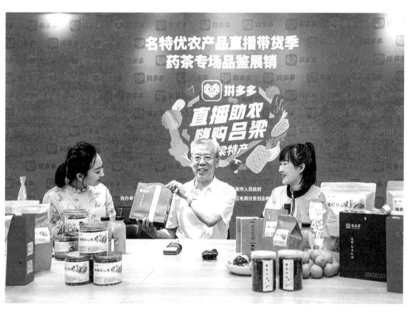

山西药茶网上直销现场

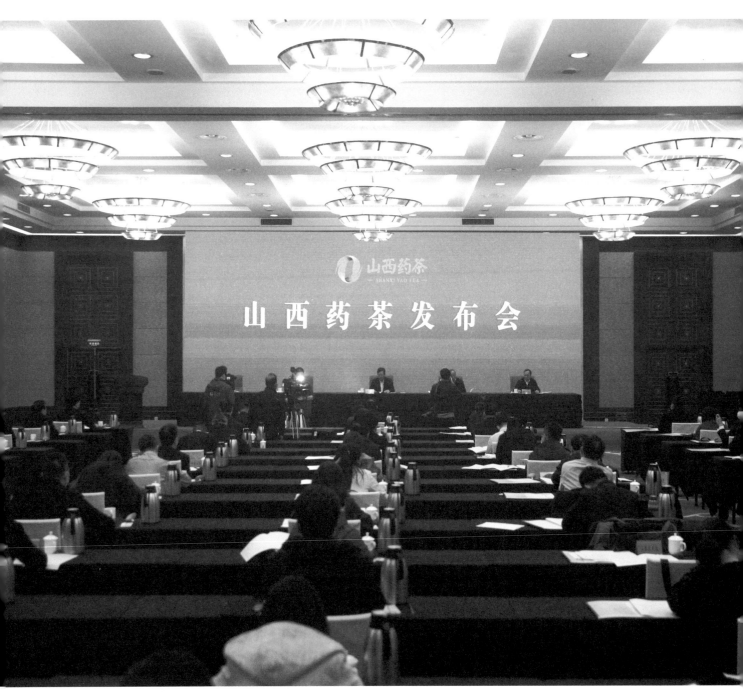

山西药茶发布会

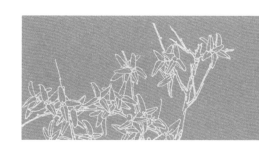

连翘叶茶

FORSYTHIA LEAF TEA

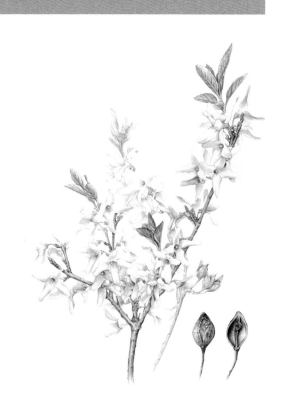

连翘*Forsythia suspensa*（Thunb.）Vahl别名落翘、连壳、青翘，为木樨科连翘属植物。主产区山西、河南、陕西等地，多为野生。每年早春时节开金灿灿的小黄花，花落后开始吐嫩绿芽，将其采摘后进行加工，即可成为连翘叶茶。

据《本草纲目》《中药大辞典》《神农本草经》记载，连翘叶可治心肺积热、清热解暑、生津止渴、利咽润喉，长期服用令人面悦好、明目清心、轻身耐老、焕发青春活力。现代药理研究表明，连翘叶有保护肝脏、抗油脂氧化、抗衰老、调节免疫功能和增强抗应激能力的功效，具有较好的保健价值。

近年来，利用山西丰富的野生连翘资源和纯天然的道地品质，实现传统制作工艺和现代茶加工工艺的结合创新，涌现了一批连翘叶茶生产加工企业，开发出了连翘红茶、连翘绿茶、连翘青茶、连翘黑茶、陈皮连翘茶等系列产品，广受市场好评。

据清翰林蔡侗（平定人）编撰的《地产扼要》记载："唐大历元年丙午吉月，道长胡主长，邑人王岭玄刻碑载：僧师海宁，引承天老炉而炼于寺，得翘茗而长寿也。"由此推断，饮用连翘茶从唐大历元年就已开始。《地产扼要》还记载"清康熙年间平定就已有连翘青茶、红茶、白茶、黑茶、黄茶",说明清康熙年间连翘制茶技艺已成熟。史书《梦花堂集》记载更为详细,康熙西巡平定州,品茗连翘茶,亲笔御书"延年翘",并令平定州连年进贡连翘茶。直至乾隆年间,平定知府窦瑸上书纪晓岚:"冠山古茶空凌高,壁挂茗人忙采翘。十翘九坠甚危劳,片片叶儿染

野生连翘

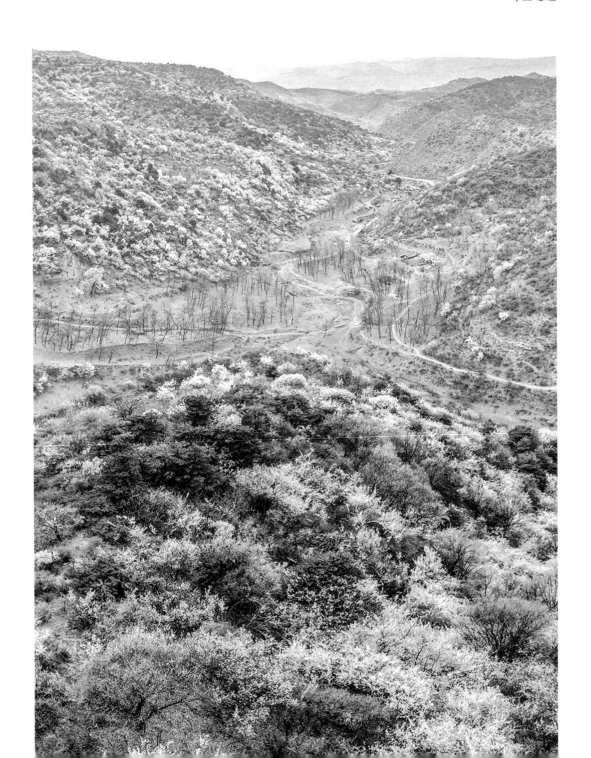

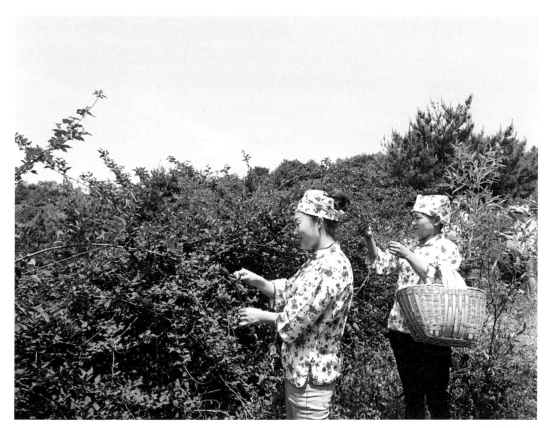

红袍。"通过这段民谣，陈述当地百姓采摘连翘之苦，乾隆皇帝才免去了平定州的贡茶之事。

据调查，现山西临汾、长治、晋城、阳泉等地均有传统制作连翘叶茶的生产作坊，当地百姓均有饮用连翘叶茶的习惯。

1.区域布局

资源分布

《本草品汇精要》记载："连翘以'泽州'为道地。"山西野生连翘资源丰富，主要分布于太行山、中条山、太岳山脉的晋城、长治、运城、临汾和晋中等地的 40 余个县，以安泽、古县、陵川、泽州、平顺、屯留等县居多，野生面积约 500 万亩，占全国总量的 60% 左右。安泽县被誉为全国连翘第一县，2014 年，安泽连翘被批准为国家地理标志保护产品。

加工企业分布

截至 2019 年年底，全省有近 30 家连翘叶茶加工企业，主要分布于长治、晋城、临汾、阳泉等市的壶关、平顺、屯留、陵川、泽州、安泽、古县、平定等 20 余个县，全年可加工连翘叶茶 230 余吨。

2.加工工艺

连翘叶茶在继承传统九蒸九晒制作工艺的基础上，借鉴红茶、绿茶、黑茶、青茶、乌龙茶的加工工艺，形成了独特的加工工艺，已申请注册连翘红茶、连翘绿茶、连翘青茶的制备方法专利。

连翘绿茶

精选野生连翘嫩叶，经过杀青、揉捻、定型、烘干等制作而成，其叶形主要有条形和珠形。条形叶茶条索紧致；珠形叶茶颗粒紧实，耐泡度高。茶汤色泽翠绿，香气馥郁，清爽醇厚，有清心明目、健脑提神、生津止渴的功效。

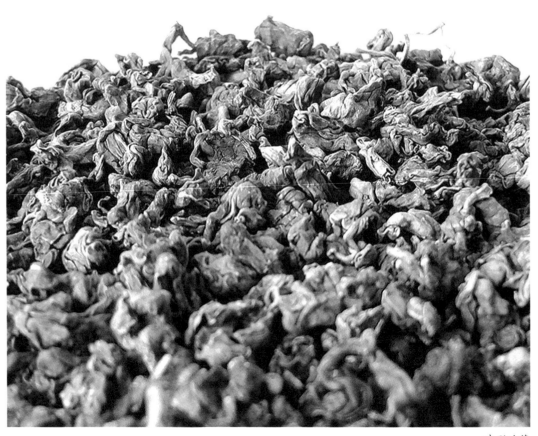

珠形叶茶

连翘红茶

连翘红茶经过萎凋、摇青、发酵、烘干等工艺制作而成，其汤色澄亮，口感香甜味醇，保肝功能更佳。

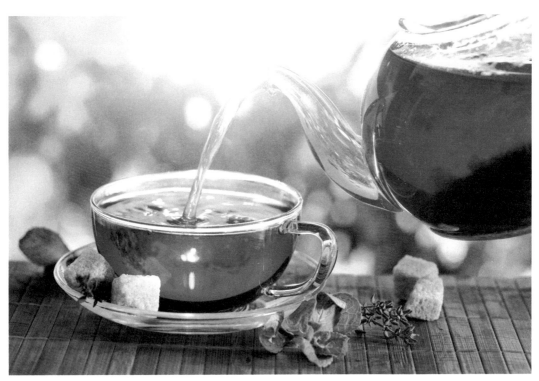

连翘红茶茶汤

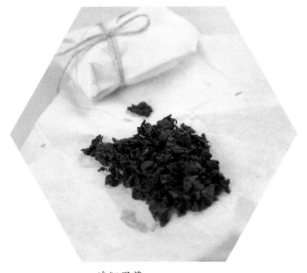

连翘黑茶

连翘黑茶

黑茶加工工艺复杂，第一步经过萎凋、杀青、揉捻、渥堆发酵、烘焙、储存，第二步经过蒸茶、渥堆发酵、做形、烘房发酵至发金花，最终制作成饼茶或者散茶型。其茶味醇厚、药香味足、口感顺滑、入口绵甜。

连翘青茶

精选野生连翘鲜嫩叶，结合民间传统手工艺和现代乌龙茶工艺，经晒青、晾青、杀青、包揉、整形、烘干制作而成。其汤色清澈金黄明亮，茶香中夹杂着馥郁的兰花香，独特的中草药香，清香四溢。此茶四季皆宜，为养生保健佳品。

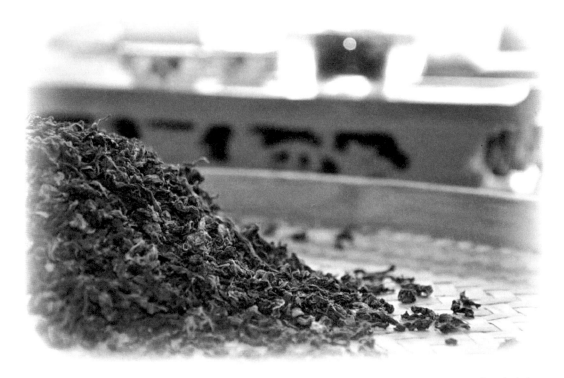

连翘青茶产品

传统九蒸九晒工艺

传统的制作技艺是在漫长的制茶过程中总结出来的，工序看似简单，但全凭实践经验和现场感觉，一些关键环节的绝活对茶品有着重要的影响。

采摘叶子要求严格。主要在清明后谷雨前采摘鲜叶，讲究下雨阴天不采、不制。采摘得先净手，以防异味污染叶芽；手法讲究"提手采摘"，叶芽成朵，大小均匀，不带根茎等杂质；叶面发黑、叶片不全的一律不采。

鲜叶历经多道工序，环环相扣，不可或缺，每一道工序都决定了茶的品质高低。制作手法有揉、压、搓、抓、抖、撒，讲究"轻压短揉"。晾晒要在阴凉处，不可暴晒。九蒸九晒使得茶的香气和外形塑造更具魅力。其制作工艺已于2016年入选山西省级非物质文化遗产名录。

沙棘叶茶

SEA-BUCKTHORN LEAF TEA

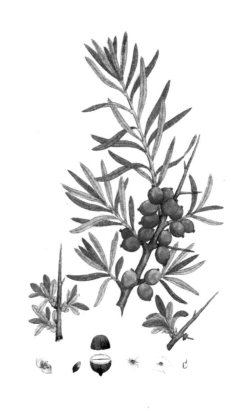

沙棘*Hippophae rhamnoides* L.在山西又叫醋柳，为胡颓子科沙棘属灌木或小乔木，株高 1 ~ 5 米。叶互生，线性或线状披针形，两端钝尖，下面密被淡白色鳞片。其干燥成熟的果实是我国蒙医、藏医传统习用药材。

沙棘作为一种药食同源植物，含有 200 多种化学成分，沙棘黄酮为其重要的生物活性成分，在其药用开发中占有重要的地位，具有抗心肌缺血、抗心律失常、提高耐缺氧能力、降低血清胆固醇、抑制血小板聚集、抗溃疡、抗肿瘤、抗炎、抗过敏、抗氧化、延缓衰老、抗辐射、抗菌、抗病毒及增强免疫等广泛的药理作用。

沙棘叶和沙棘果一样，营养价值高，含有丰富的粗脂肪、粗蛋白、油酸、亚油酸、亚麻酸等多种脂肪酸及黄酮类物质，其中沙棘叶中总黄酮含量明显高于果实和籽中的含量。沙棘叶加工成茶后具有浓郁的香气，有解毒消炎、抗氧化、改善肠胃、调节血压、降低血脂、预防心血管疾病等功效。从 2013 年起，相关部门将沙棘叶作为普通食品进行管理。

1.区域布局

资源分布

沙棘原产于东亚地区，广泛分布于我国中西部较高海拔地带，如新疆、甘肃、内蒙古、陕西、山西等地。主要生长在海拔 800～3600 米的阳坡、沙漠地区河谷阶地、平坦沙地和砾石质山坡。山西省沙棘资源占全国的20%，其中60%的沙棘面积分布在吕梁山北段山区、恒山山区、五台山山区，25%的面积分布在晋西北高原山区及太行、太岳山区，而且主要分布在海拔1250～2300 米的地区，其他地区分布面积少且分散。

加工企业分布

截至 2019 年年底，山西省加工沙棘叶茶的企业共有 9 家，分布于大同浑源县，忻州代县、宁武县、五台县，吕梁交城县、文水县等地，年可加工沙棘叶茶 260 余吨，共开发沙棘叶茶各类产品 10 余种。

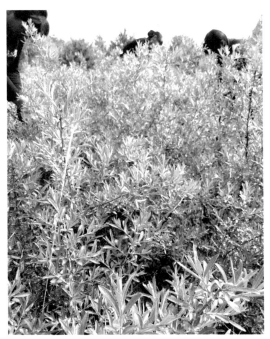

采摘沙棘叶

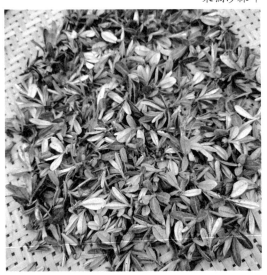

新鲜沙棘叶

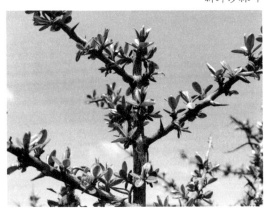

沙棘嫩芽

2.加工工艺

沙棘叶茶，取沙棘的嫩叶为主要原料加工而成。山西沙棘叶茶原料一般以新发幼叶为最佳，5月至7月的沙棘嫩叶次之，8月至10月的沙棘叶再次之。沙棘芽梢萌发力较强，一般半个月可萌发一轮新梢。

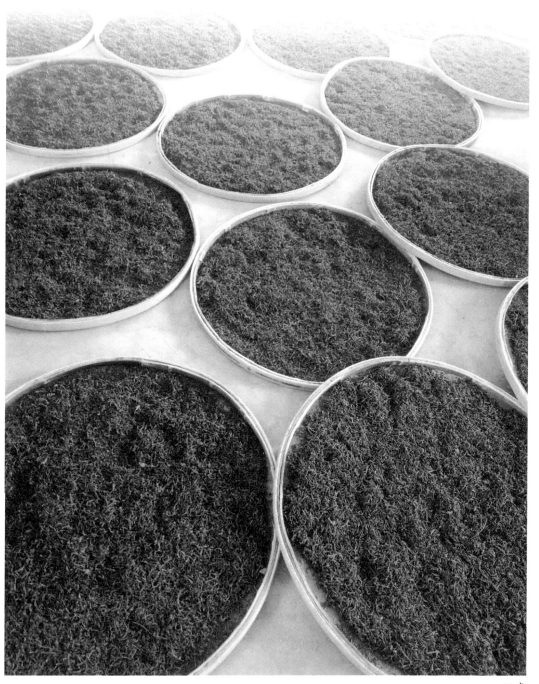

晒青

　　沙棘叶茶可分为沙棘叶绿茶、沙棘叶红茶、沙棘叶袋茶、沙棘叶拼配茶，如沙棘叶普洱茶等，其中市场销售主要以沙棘叶红茶为主。沙棘叶绿茶主要工艺有挑选、杀青、揉捻、烘干等。沙棘叶红茶工序复杂，不同企业有不同的加工工艺，主要有脱蜡、萎凋、静置晾青、摇青、揉捻、发酵、二次发酵、烘干、振动筛选、风选等。沙棘叶袋茶即将多次筛选出的末茶和鳞片装入无纺布袋，作为袋泡茶饮用。沙棘叶普洱茶以沙棘嫩叶和云南普洱茶为原料，在传承古法发酵制作工艺基础上，经杀青、揉捻、晒青、渥堆、晾干、压砖等步骤精制而成。沙棘叶绿茶茶汤褐而透绿，沙棘叶红茶茶汤红褐晶莹，沙棘叶普洱茶茶汤橙红不浊。沙棘叶茶具有提神、润肠、降脂、消炎等功效。

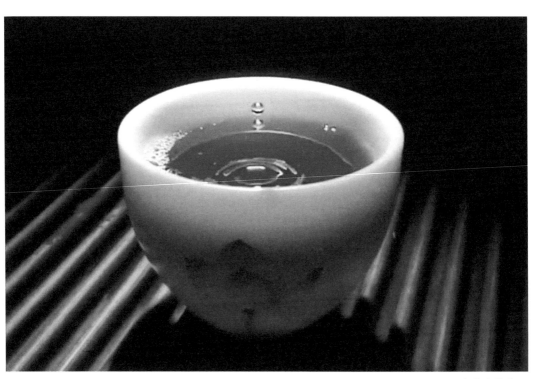

沙棘叶茶茶汤

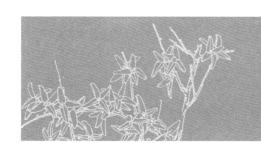

桑叶茶

MULBERRY LEAF TEA

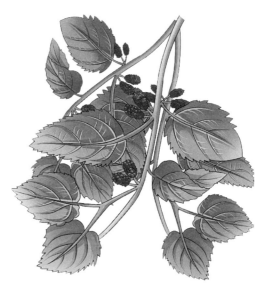

桑叶是桑科植物桑树*Morus alba* L.的叶子，卵形或宽卵形，先端尖或渐短尖，基部圆形或心形，锯齿粗钝，幼树之叶常有浅裂、深裂，上面无毛，有光泽，下面绿色，脉上有疏毛，脉腋间有毛。桑叶是药食同源物质。

汉代的《神农本草经》中记载，桑叶"主除寒热、出汗"。现代科学研究表明：桑叶富含 17 种氨基酸和粗蛋白质、碳水化合物、无机物等成分，具有降压、降脂、延缓衰老、促进体力恢复、降低胆固醇、抑制脂肪积累、抑制血栓形成、抑制肠内有害细菌繁殖、抑制有害氧化物形成等功能，其最突出的功能是预防糖尿病。

桑叶茶采用优质新鲜的桑叶为原料，通过一定的技术手段，加工成为类似于茶叶、采用冲泡（浸泡或煮）方式供人们饮用的产品。

我国栽桑养蚕历史悠久，距今已有 5000 多年，据考古发现，山西夏县西阴村的新石器遗址中，有经人工切剖过的半个蚕茧化石。《本草纲目》中记载："桑箕星之精神也，蝉食之称文章，人食之老翁为小童。"《本草纲目》中也称桑叶为"神仙草"，并记载"汁煎代茗，能止消渴（现代称为糖尿病）""炙熟煎饮，代茶止

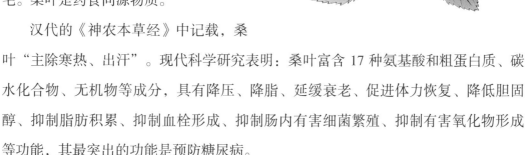

《图经本草》记载："十月桑叶霜后三分，二分已落时，一分在者，名神仙叶，即可采取捣碎服之。"意思是说，十月霜打后的桑叶有三分，两分掉地上，残留在树上的一分即是神仙草，用于煎水代茶喝，可达到延年益寿的作用。《本草新编》中提到，桑叶有补骨中之髓、添肾中之精、止身中之汗之功效，老年男性服用可以扶衰却老，老年女性服用可以还少生儿。桑叶在我国享有"人参热补，桑叶清补"的美誉，在日本也被称作"长寿茶"并风靡全国。

1.区域布局

资源分布

　　山西省是蚕桑文化主要发祥地之一，具有传统栽桑养蚕的习惯。全省桑树种植面积约 6 万亩，主要分布在阳城、沁水、屯留、沁县、垣曲、柳林、定襄等地。以上区域气候温和适中、光照充足、空气新鲜、无污染、无公害，土地较为平整，土壤多为红壤，含铁量较高、抗旱性能好，是加工桑叶茶的优质原料基地。

阳城县桑树种植基地

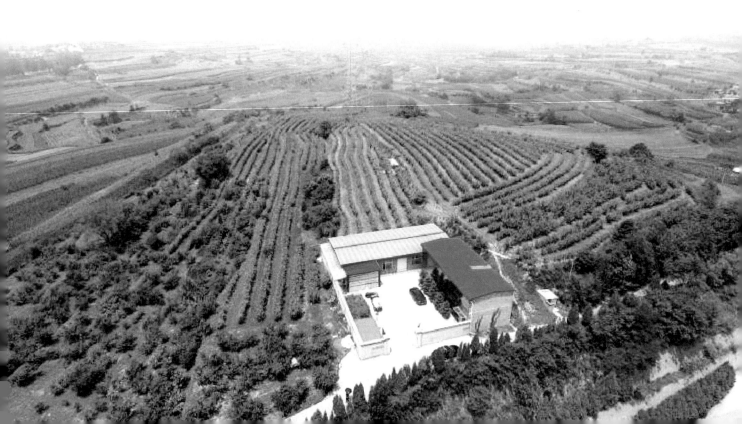

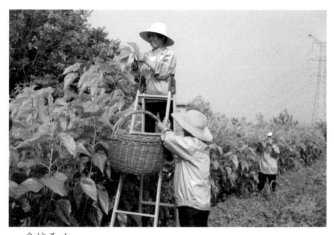

采摘桑叶

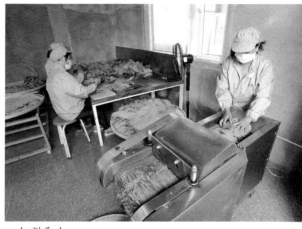

切割桑叶

企业分布

截至 2019 年年底，全省有 8 家桑叶茶加工企业，主要分布在阳城、屯留等地。

2.加工工艺

加工桑叶茶选用的桑叶有普通桑叶和霜桑叶（霜打过的桑叶）。普通桑叶 5 月下旬开始采摘，采桑树中上部无污染、无病虫害的叶片；霜桑叶于霜降过后采摘。霜桑叶中含有多种对人体有益的营养成分和天然药用成分，经常饮用可以滋补肝肾、消炎杀菌、预防高血糖、增强体质。

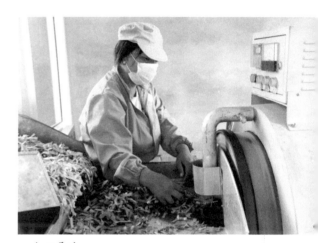

加工桑叶

桑叶茶多采用绿茶加工工艺，并结合现代烘焙工艺，通过杀青、摊晾、揉捻、提香等程序加工炮制而成。

茶叶经开水冲泡后，茶香持久，口感香醇爽口，汤色绿而明亮，是保持健康、增强体质的优良天然保健品。常饮桑叶茶有"抗衰老、补肾气、稳三高"的功效。

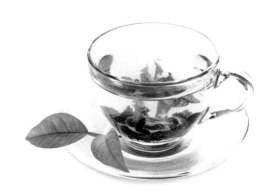

桑叶茶

毛建草茶

DRACOCEPHALUM RUPESTRE HANCE TEA

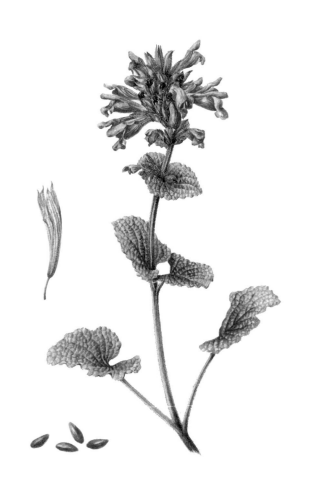

　　毛建草Dracocephalum rupestre Hance又名岩青兰，是唇形科青兰属植物。多年生草本，株高15～42厘米，叶片三角状卵形，边缘具圆锯齿；花期7～9月份，轮伞花序，花冠紫蓝色，全草具香气。

　　《全国中草药汇编》中记载："岩青兰可全草代茶，味辛，性凉，主治风湿头痛、喉痛咳嗽、胸腔胀满等。"现代研究表明，毛建草茶中除咖啡碱含量偏低外，茶多酚、叶绿素、氨基酸含量均符合优质茶品标准。

　　另外，毛建草茶中粗多糖、类黄酮、维生素的含量较高，可以有效地调节胃肠功能、促进消化、防止便秘，还具有抗氧化、抗肿瘤、抗高原缺氧、保护心血管系统等药理作用。

　　毛建草茶在我省民间有传统的饮用历史，其享有"华北第一茶"的美誉。

1.区域布局

资源分布

毛建草在我国主要分布在山西、河北、青海、内蒙古和辽宁等地，山西省的野生毛建草主要分布在管涔山、恒山、五台山、云顶山等海拔 1500 米左右的高山草甸、草坡或疏林下向阳处。部分地区有人工种植。

加工企业分布

截至 2019 年年底，山西省共有 6 家毛建草茶加工企业，分布于忻州五寨县、宁武县及太原古交市等地，年可加工毛建草茶 50 余吨，已开发各类产品 20 余种。

2.加工工艺

毛建草茶，又称毛健草茶、毛尖草茶等，以毛建草的全草为主要原料加工而成。按选用部位的不同可分为三个等级：一般的毛建草茶采用毛建草的全草加工而成；较高档的去除毛建草的根，采用毛建草的茎、叶加工；特级的选用毛建草的叶片进行加工。毛建草茶极为珍贵，茶农严守"晨不采，雨不采，日炎不采"的原则。每年 7 月至 9 月是制作毛建草茶的黄金时期。

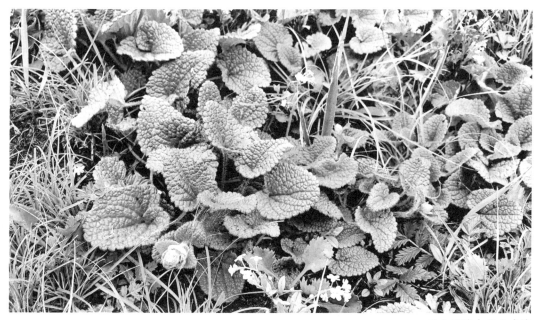

原生环境中的毛建草

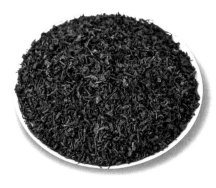
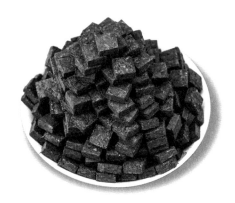

毛建草茶散茶　　　　　　　　　　毛建草茶团茶

毛建草茶按加工工艺的不同可分为不发酵茶、后发酵茶等。饮用采用冲泡法或煮茶法，按个人口味可添加红糖、红枣、冰糖等调兑饮用。毛建草不发酵茶有香醇味浓、汤色翠绿清亮、叶片完整等特点，可疏风清热、凉肝止血；毛建草后发酵茶馨香浓郁，汤色晶莹红透，有降三高、健胃消食、抗氧化、抗肿瘤的功效。有诗赞曰："芦芽山前一仙翁，甚喜茶童沸水红。悠然自得石前月，老少神趣各不同。"

毛建草茶除借鉴其他茶系的制作工序外，一直沿袭传统工艺的制作工序。制作工序主要包括选材、煮青、发酵、清洗、蒸制、晾晒、分解等。宁武毛建茶制作技艺被评为省级非物质文化遗产，该技艺至今已传承了四代，历经130多年。第四代传人在祖辈使用的实木机械制茶的基础上又自主研发了毛建茶制茶专用机械，对毛建草茶根、茎、叶、茸毛细化分解。分解后的毛建草茶香味醇厚，口感滑润，回味悠长。

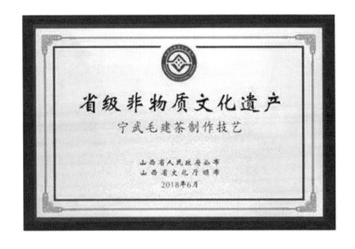

省级非物质文化遗产证书

槐米茶

SOPHORA JAPONICA FLOWER TEA

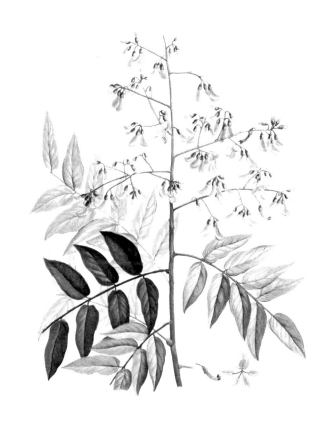

槐米是豆科植物槐*Sophora japonica* L.的干燥花蕾及花，在春夏之交，槐花尚未开放的时候采收。槐米自古以来就是一味中药良材，味苦，性微寒，无毒，对高血压、高血脂、动脉硬化、痔疮、风热眼红、心火烦躁等有明显疗效。槐米是药食两用中药。

槐米中硒、芦丁、黄酮和氨基酸的含量是很多植物的几十倍甚至上千倍。其中，硒是抗氧化酶的重要组成成分，每1千克槐米茶中含硒量达到4000微克以上；芦丁、黄酮等成分可以有效清除血液里的杂质和抑制氧自由基的形成，明显改善心脏压缩和舒展功能；氨基酸有18种，其中8种是人体必需的。

据现代医理研究，槐米中芦丁的含量达20%以上，是芦丁的主要原料来源。芦丁主要用于治疗毛细血管的脆性和渗透性出血，降低人体血脂和胆固醇，是治疗高血压、心血管疾病、胃病、皮肤病、糖尿病等多种疾病的良药。槐米茶也叫"路丁茶"或"芦丁茶"。1307年，元代邹铉的《寿亲养老新书》一书中记载的芦丁茶，

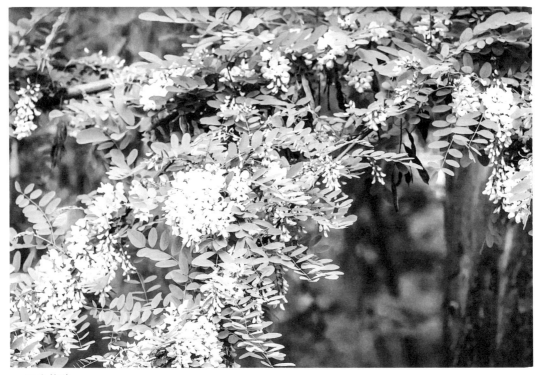

野生槐花

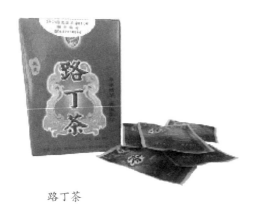

路丁茶

就是山西的路丁茶。

路丁茶是一种传承秘方茶，属于配制茶，拥有独特的口味。2005 年，被山西华侨带至欧美后，深受当地人的喜欢，得到了国内外人士的认可。2008 年，路丁茶取得了国家发明专利。2009 年，路丁茶在第六届国际茶业博览会上获奖。

1.区域布局

资源分布

槐树在全省各地均有分布，主要集中在临汾、晋城和运城的乡宁、泽州、稷山、闻喜、盐湖等地，种植品种有单季槐和双季槐。在中条山腹地，槐树野生资源丰富，山上长满了野生槐树，是加工槐米茶的天然佳品。

截至 2019 年年底，全省有 7 家槐米茶加工企业，分布在闻喜、稷山、芮城、万荣、泽州、乡宁、汾西等地。

2.加工工艺

制作槐米茶的工艺较为简单，将采摘的槐米经过筛选，放入锅中轻炒至黄褐色盛出即可。

饮用时，用开水冲泡，焖制 3 分钟，揭开盖会有野生槐米散发出的清香；汤色金黄、清亮，入口微苦，喝下去后舌尖会迸出一股清香和微甜，久久不散。

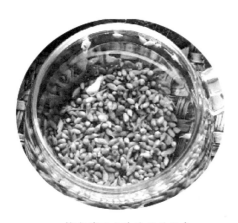

槐米茶开水冲泡后的汤色

槐米茶

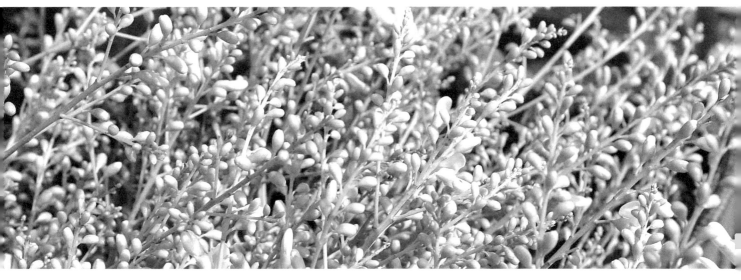

红枣叶茶
JUJUBE LEAF TEA

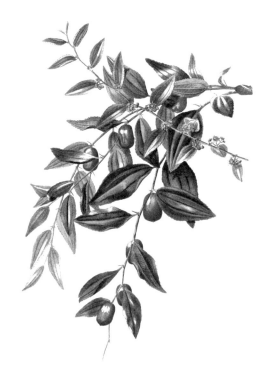

枣*Ziziphus jujuba* Mill.属鼠李科枣属植物，枣树原产于我国黄河中下游地区，已有 7000 多年的栽培利用历史，与桃、杏、李、栗并称为古代"五果"，是我国第一大干果树种和最具代表性的民族果树之一。我国有超过世界 98% 的红枣种植面积和产量，并占世界近 100% 的红枣贸易额。

据《中华本草》记载："枣叶，味甘，性温，清热解毒。"枣叶极具营养价值和药用价值，富含皂苷类活性成分，在减肥、降血糖和宁心安神方面具有独特功效。红枣叶茶含有丰富的游离氨基酸、多酚类、儿茶素等 40 余种重要营养元素及多种微量元素。其最大特点是不含咖啡碱，不影响睡眠，长期饮用有安神助眠功效。

1. 区域布局

资源分布

枣树是我国分布最广泛的栽培果树之一，其栽培范围北起内蒙古，南至两广，西至新疆，东到沿海各省，除黑龙江、西藏之外，其他省区均有分布。山西省的枣树面积居全国第四位，除大同、朔州的少数几个县市外，其余 90 多个县市都有栽培。吕梁、运城、临汾、晋中栽培总面积占全省的 90%。临县的栽培面积更是占到全省的 25%。

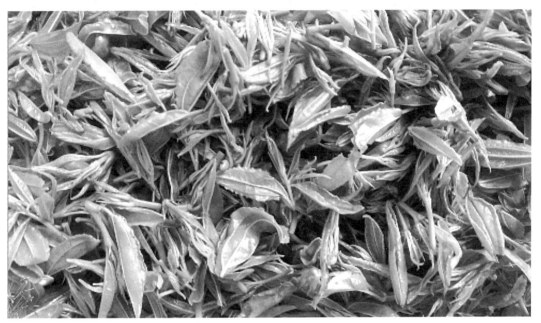

红枣嫩叶

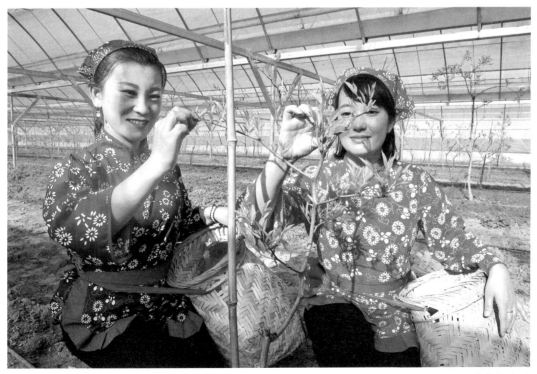

采摘红枣叶

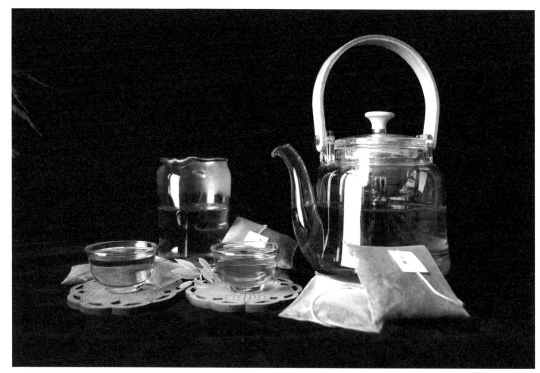

红枣叶茶茶汤

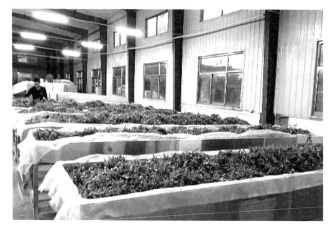

红枣叶茶加工车间

加工企业分布

全省有 1 家红枣叶茶加工企业，位于吕梁临县，共开发6种产品。

2.加工工艺

红枣叶茶以枣树出芽到开花前的嫩芽、嫩叶为原料，采摘时间为每年 4 月下旬至 6 月。原料经人工精拣，加工工艺在传承传统红茶发酵制作工艺基础上创新改进而成，并获得国家专利。

红枣叶茶条索紧结完整，色泽绿褐乌润。初泡汤色呈橘红色，显露黄金圈，之后逐渐转橘黄、金黄。茶汤馥郁芳香，回味悠长。品饮红枣叶红茶，需按工夫茶大壶小杯细品慢饮的泡饮方法，才能真正品尝到黄土高原之巅的饱满热情、浓烈韵味与乡土情怀，黄土血脉里的亲近之感油然而生。长期饮用红枣叶茶有抗氧化、改善睡眠质量、改善心脑血管疾病、增强人体免疫力的功效。

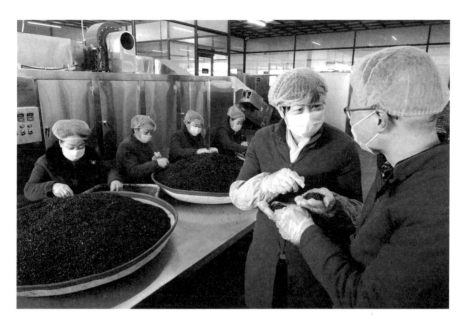

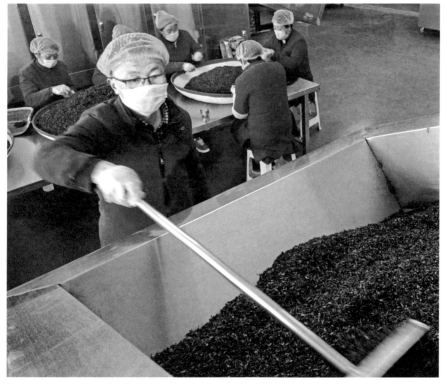

红枣叶茶加工现场

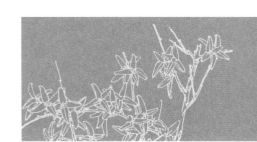

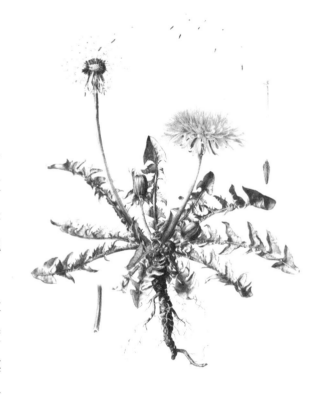

蒲公英*Taraxacum mongolicum* Hand.-Mazz.是菊科多年生草本植物，又名黄花地丁、婆婆丁，味苦，性甘、寒。据《本草纲目》记载："蒲公英可清热毒、化食毒、消恶肿。"《新修本草》《中药大辞典》等历代医学专著均给以高度评价，民间用以治疗疮毒、脑膜炎、流感、肝胆病，又因其利尿效果非常好，也被称为"尿床草"。蒲公英茶主要是选取野生或人工栽培蒲公英的干燥根或叶子，其根是一种中草药，在加拿大是正式注册为利尿、解水肿的草药，将根烤干磨成粉后可以泡茶，在饭前喝可以健胃助消化；蒲公英叶茶，是将其新鲜嫩叶经过一定的加工工艺，制作成茶饮。

蒲公英始载于《唐本草》，谓："蒲公草，叶似苦苣，花黄，断有白汁，人皆啖之。"孙思邈《千金方》作凫公英，苏颂《图经本草》作仆公罂，《本草纲目》载蒲公英于菜部，谓："地丁，江之南北颇多，他处亦有之，岭南绝无。小科布地，四散而生。茎、叶、花、絮并似苦苣，但小耳，嫩苗可食。"

由此可见，蒲公英具有较高的食用价值、药用价值和营养价值。几千年来，蒲公英一直被人们作为一种时令野菜。近年来，随着深入研究其开发利用价值，蒲公英由过去的野菜成了餐桌上的美味蔬菜。尤其是它的医疗保健功能，引起了专家们的重视。2012年，蒲公英被列入药食同源目录。在传统中药的应用上，一系列营养保健品也随之出现，蒲公英茶的生产加工也悄然兴起。

1.区域布局

资源分布

蒲公英适应能力强，全国各地均有分布，且多为野生，山西从南至北均有野生蒲公英资源。随着市场需求的不断扩大，人工栽培蒲公英也逐步出现，其人工种植面积约有千余亩，主要分布在临猗、古县、长子、襄垣、盂县、忻府等地。其野生

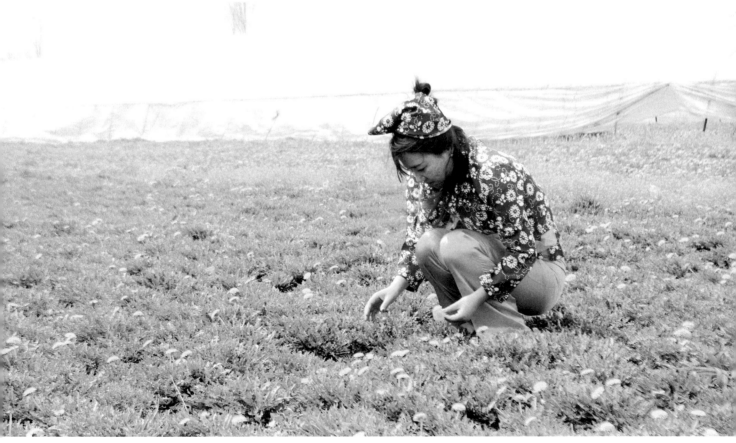

蒲公英种植基地

资源绿色天然，人工栽培品质优良，都是加工蒲公英茶的优选原料。

加工企业分布

截至 2019 年年底，全省有 13 家蒲公英茶加工企业，分布于运城、临汾、长治、忻州等地。

2. 加工工艺

蒲公英茶除了有传统的根和叶的加工工艺外，还研发出了蒲公英与其他中草药配伍的加工工艺。

传统工艺

蒲公英茶传统加工是将采摘的蒲公英新鲜嫩叶经过筛选、萎凋、炒制、揉捻、烘干等系列工艺制作成为散茶叶或者珠状茶叶。其茶汤清澈见底，茶香醇厚，香气柔和，口感舒适，韵味悠长。叶中含有丰富的维生素和矿物质，入茶后，更有清热解毒、消肿散结、利尿缓泻之功效，有利胆、保肝之作用。

拼配工艺

按照一定配方，将蒲公英与枸杞、红枣、洛神花等材料拼配，制成蒲公英拼配茶，具有美容养颜、消炎下火、补气养血的功效。还可将野生蒲公英与黄刺玫按一定比例配伍，经过杀青、揉捻、烘干等程序制作成茶饼。

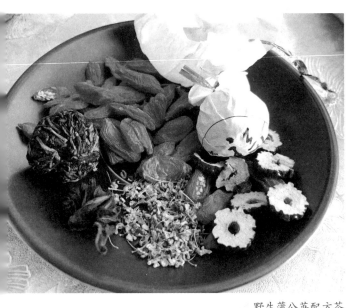

野生蒲公英配方茶

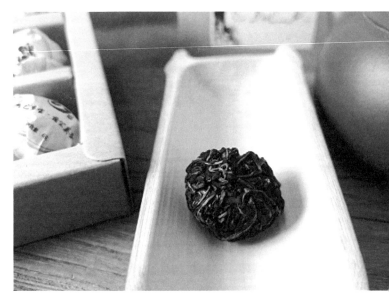

珠型蒲公英茶叶

黄芩叶茶

SCUTELLARIA LEAF TEA

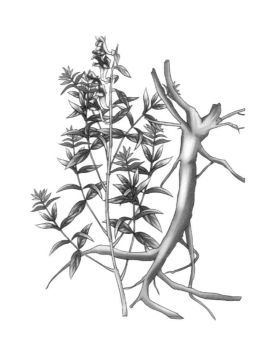

黄芩*Scutellaria baicalensis* Georgi为唇形科多年生草本植物。《本草纲目》记载:"黄芩,味苦,性平、寒。"临床上常作为清热燥湿药。

黄芩的叶虽不是药用部位,但具有一定的药用价值,它含有 18 种氨基酸,且富含多种矿物质元素。现代研究表明,黄芩茎、叶具有解热抗炎、抗菌、抗氧化、预防心肌缺血、降血脂等作用。

将黄芩的茎、叶经过蒸制等传统工序加工成黄芩茶饮用,已有几百年的历史,成为山区人民消暑、待客的主要饮品。黄芩叶茶具有镇静、清火、消炎之功效,饮用此茶对顽固性失眠有明显改善作用,睡眠质量可得到明显提高。

1.区域布局

资源分布

黄芩主要分布于我国河北、内蒙古、山西、山东以及东北、云贵地区。黄芩在山西各地均有种植,产量占全国 40% 以上。主要集中于中南部各市,其中以新绛、

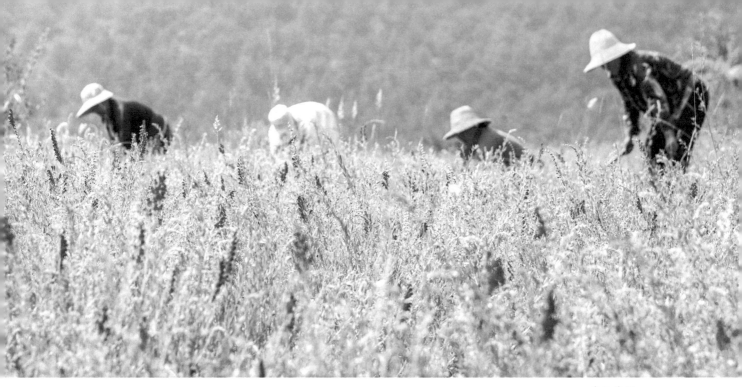

采收黄芩

闻喜、绛县、稷山、襄汾等地居多。"新绛黄芩"是国家地理标志保护产品。

加工企业分布

截至 2019 年年底，山西省加工黄芩叶茶的企业共有 11 家，分布于晋城高平

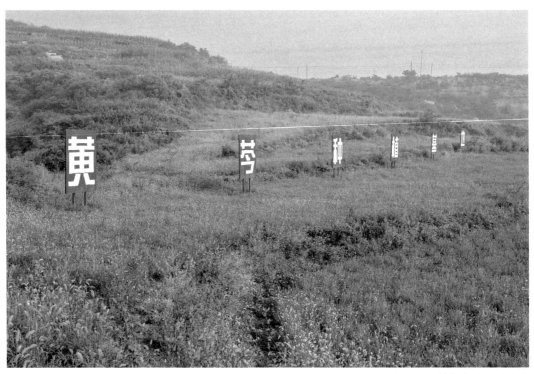

高平市原村乡黄芩种植基地

市、泽州县，临汾乡宁县、尧都区、吉县，运城闻喜县、芮城县，大同灵丘县，吕梁方山县，晋中和顺县等地，年可加工黄芩叶茶50余吨，共开发各类产品30余种。

2.加工工艺

黄芩叶茶，又称黄金茶、土金茶等，以黄芩的茎、叶为原料加工而成。黄芩叶茶主要借鉴传统绿茶的加工工艺，经萎凋、清洗、杀青、揉捻、理条、提香等流程制成。根据制茶部位不同，可分为嫩芽和春叶等。嫩芽选黄芩最上面连在一起的四片叶子，每年产量较低，比较稀缺，泡开后形如花开，一泡金黄，二泡酒红，口感绵柔。春叶为采自6月至8月的嫩叶，泡开后像春天刚萌发的小草，色泽青绿，后逐渐转红。另外还有经过传统工艺九蒸九晒形成的手工茶，汤色红亮、口感甘爽。

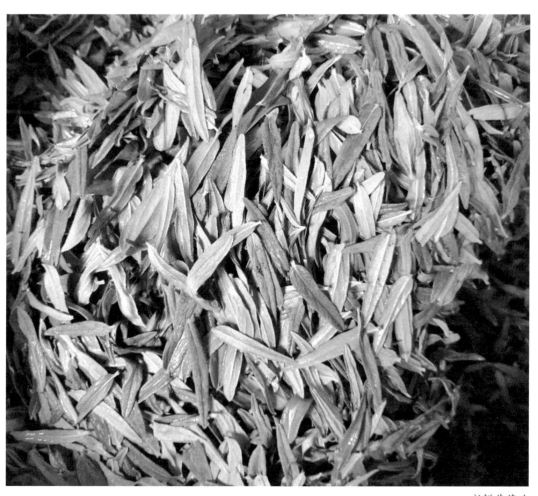

新鲜黄芩叶

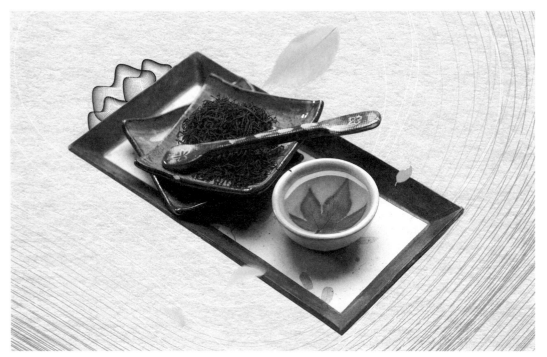

黄芩春叶茶

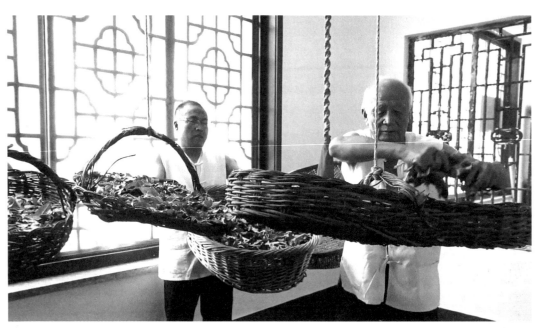

传统制茶工艺

菊花茶

CHRYSANTHEMUM TEA

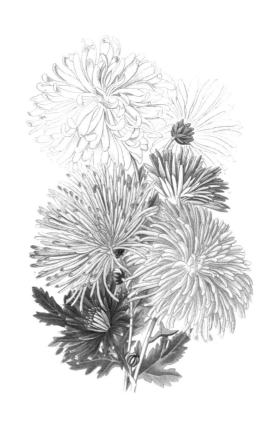

菊花*Dendranthema morifolium*（Ramat.）Tzvel.是菊科菊属的多年生宿根草本植物，以干燥头状花序入药，味辛、甘、苦，性微寒，具有疏散风热、平抑肝阳、清肝明目、清热解毒的功效，古称"延寿客"。其药用价值、营养价值和观赏价值兼具，入药和茶饮均可。菊花茶是一种以菊花为原料制作而成的花草茶，其饮用历史悠久，在《本草衍义补遗》《本草经疏》《本草新编》等多部本草著作中都有记载，可单独饮用，亦可与山楂、枸杞等其他中草药拼配使用。

菊花起源于中国，我国栽培菊花历史已有 3000 多年，是我国种植最广泛的一种传统名花，在历朝历代的医学著作和诗歌中记载颇多，始见载于《周官》《埠雅》。《礼记·月令篇》载"季秋之月，鞠有黄华"，说明菊花是秋季开花，当时都是野生种，花是黄色的。从周朝至春秋战国时代的《诗经》和屈原的《离骚》中都有菊花的记载。《离骚》有"朝饮木兰之堕露兮，夕餐秋菊之落英"之句，说明菊花与中华民族的文化，早就结下不解之缘。在秦朝的都城咸阳，曾出现过菊花展销的盛大市场，可见当时栽培菊花之盛。

《神农本草经》中记载"菊花久服能轻身延年"；《西京杂记》中记载"菊花舒时，并采茎、叶，杂黍米酿之，至来年九月九日始熟，就饮焉，故谓之菊花酒"。当时帝宫后妃皆称之为"长寿酒"，把它当作滋补药品，相互馈赠。这种习俗一直流行到三国时代。"蜀人多种菊，以苗可入菜，花可入药，园圃悉植之，郊野火采野菊供药肆。"由此看来，中国栽培菊花最初是以食用和药用为目的的。

因其悠久的栽培历史，菊花品种也是非常多的，《本草纲目》中有"菊花之品九百种"的记载，除了用作园林观赏外，以药用菊花和茶用菊花占较大比例。根据记载，唐朝人已开始有喝菊花茶的习惯，明清时期菊花茶就作为清凉茶饮用，到清朝已广泛应用于民众生活中。直到今天，菊花茶仍然是人们饮用的主要茶品。

1.区域布局

资源分布

野生菊花在山西各地均有分布，多长于路边、丘陵、荒地、山坡等。人工种植主要品种有白菊、北京菊、杭白菊、金丝皇菊、小皇菊，主要以芮城、闻喜、平陆、盐湖、洪洞、襄汾、浮山、黎城、上党等地为主，全省种植面积约有7万亩。

洪洞县兴唐寺柏亭农场

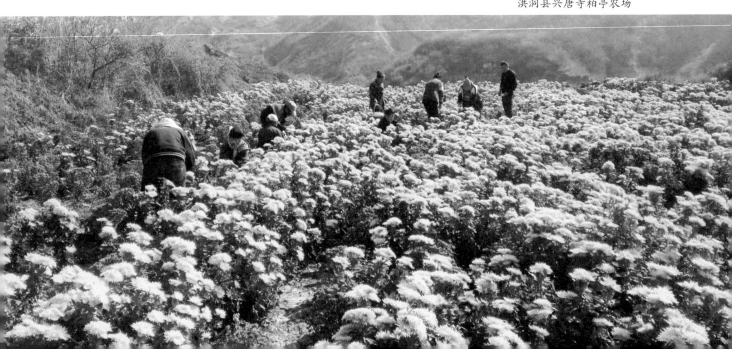

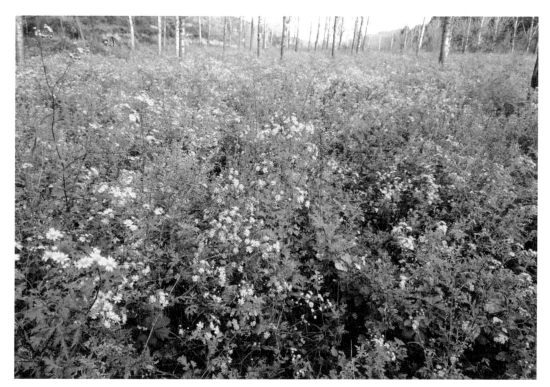

加工企业分布

截至 2019 年年底，全省有 15 家菊花茶加工企业，有的以野生菊花资源为主，有的自种自产自销，分布于芮城、闻喜、洪洞、浮山、黎城、武乡、榆次等地。品种有金丝皇菊、胎菊单味茶和拼配茶，如参菊茶、九味杞菊茶、菊苣栀子茶、黄芪玫瑰菊花茶等。

2. 加工工艺

菊花茶加工工艺

菊花采收以花心（管状花）开放时为最适宜采收期，全开放的花，不仅香气散逸，而且加工后易散，色泽亦差。将采收的新鲜菊花以最快的时间用 100℃ 的高温蒸汽蒸，再经过低温排湿烘烤烤干即可。菊花茶中富含黄酮类物质，具有很好的抗氧化性，能帮助人体清除体内自由基，有降低胆固醇、抑制血压升高等作用。菊花茶要现泡现饮。

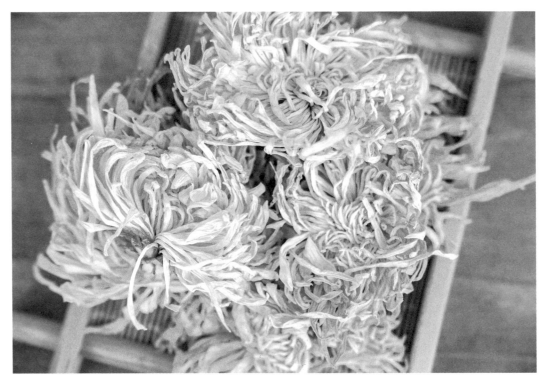

金丝皇菊

野菊花茶加工工艺

野菊花茶将采摘回来的头状花序，经过传统的九蒸九晒工艺加工而成。其工艺对烧火的柴、蒸茶的水以及蒸野菊花的节气时间均有要求。蒸茶用的柴是桑木，李时珍曰："桑木能利关节，养津液。得火则拔引毒气，而祛逐风寒，所以能去腐生新。"而《抱朴子》云："一切仙药，不得桑煎不服。桑乃箕星之精，能助药力，除风寒痹诸痛，久服终身不患风疾故也。"水选用的是当地山泉水，在蒸药时一般是将水煮沸后转为小火再蒸 1~2 小时，蒸的过程中需以配比的黄酒拌蒸，出摊晒干，以蒸透为度，然后取出摊晒。不可在雾天或雨雪过后摊晒，清晨霜露未散亦不适合。如果一天无法晒干透的可次日再晒，直至完全晒干。这样反复蒸九次晒九次才算是野菊花茶的成品。

野菊花茶性微寒，具有疏散风热、消肿解毒的作用。能治疗疔疮痈肿、咽喉肿痛、风火赤眼、头痛眩晕等病症。对于防治流行性脑脊髓膜炎，预防流行性感冒，治疗高血压、肝炎、痢疾等都有明显的效果。对于夏季蚊虫叮咬后形成的红肿脓包等也具有杀菌去肿的作用。野菊花的浸液对于杀灭孑孓及蝇蛆也是非常有效的。

金丝皇菊加工工艺

金丝皇菊经过采摘、上盘、烘干、定色、二次烘干、回潮等系列工序加工而成。

经加工的花朵规整，颜色金黄，其汤色透亮，口感甜润。其性平，茶性温和清润，任何体质的人皆可饮用，既清热解毒，又能解酒，与枸杞搭配，亦能清肝明目安神。

菊花拼配茶

菊花茶饮用方法众多，可根据不同需求与不同药材配伍。如常见的菊花枸杞茶，其滋阴补肾、养肝明目效果更佳。还有近几年新研发出的菊皇茶、参菊茶、九味杞菊茶、菊苣栀子茶、黄芪玫瑰菊花茶、黄芪枸杞红枣茶等各类品种。君臣佐使，相互配伍，使药茶具有了不同的功效，如加入黄芪可提高免疫力，加入玫瑰可助美肤养颜。

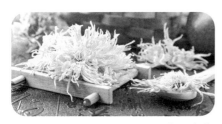

金丝皇菊

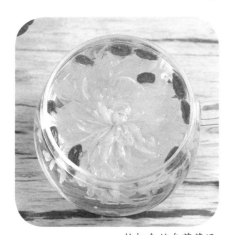

枸杞金丝皇菊茶汤

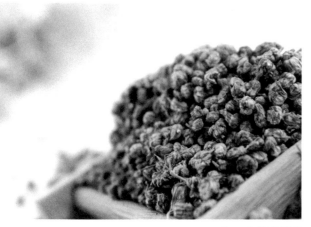

加工后的野菊花

金银花茶
HONEYSUCKLE TEA

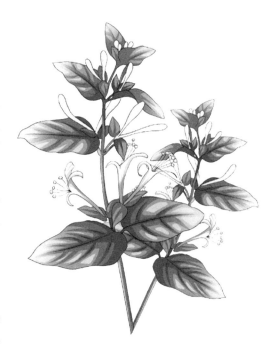

金银花，又名忍冬*Lonicera japonica* Thunb.属多年生半常绿缠绕及匍匐茎灌木，夏季开花，苞片叶状，花色初为白色，渐变为黄色，球形浆果，熟时黑色。金银花于夏初花开放前采收、干燥。金银花性甘、寒，归肺、心、胃经，具有清热解毒、疏散风热的功效，可用于治疗痈肿疔疮、喉痹、丹毒、热毒血痢、风热感冒、温热发病，药用历史悠久。

金银花中富含挥发油、有机酸、环烯醚萜、黄酮以及三萜皂苷等多种类型的化学成分，具有多种药理活性，包括抗菌、抗炎、抗病毒、抗氧化、保肝、抗肿瘤等。金银花对多种致病菌、常见的呼吸道病毒具有较强的抑制作用，金银花提取物能明显改善肝纤维化程度。

宋代《履岩本草·下卷》载有："鹭鸶藤，性温无毒，治筋骨疼痛，名金银花。"在宋代及以前多以忍冬的藤、叶入药，而到了明代，对花的应用越来越多，并逐渐发展至茎、叶和花并用。金银花作为茶饮用始于清代，《本草求真》"金银花"条提道："江南地方，以此代茶。"《植物名实图考》记载："吴中暑月，以花入茶饮之，茶肆以新贩到金银花为贵，皆中州产也。"

1.区域布局

资源分布

金银花在全国大部分省区（西藏、青海、宁夏、黑龙江、新疆、内蒙古和海南除外）均有自然分布，在山西，金银花主要分布在晋城、长治和临汾等地。

加工企业分布

截至 2019 年年底，全省有 7 家金银花茶加工企业，分布于晋城沁水县，临汾乡宁县，长治黎城县、沁源县、屯留区，晋中榆次区等地。

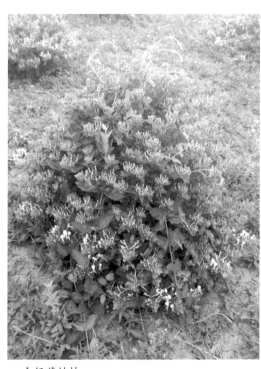

金银花植株

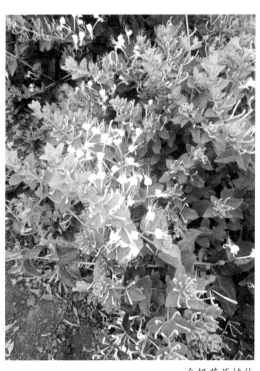

金银花原植物

2.加工工艺

金银花采摘时间为 5 月至 7 月，上午 9 点以前采摘最佳，此时露水未干，不会伤及未成熟的花蕾，而且花的香气最浓，也便于保持原有花色。金银花必须在阳光下晒干，不宜烘干，否则难以保持原有色泽。

优质金银花茶，外形条索紧细匀直，色泽光润，香气清纯隽永，汤色黄绿明亮，滋味甘醇鲜美。金银花茶具有清热解毒、疏利咽喉、消暑除烦的作用。脾胃虚寒者及孕妇禁用。

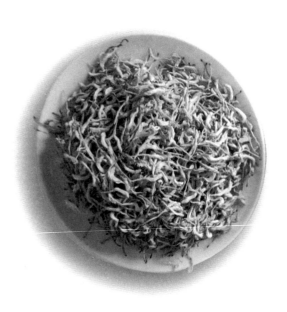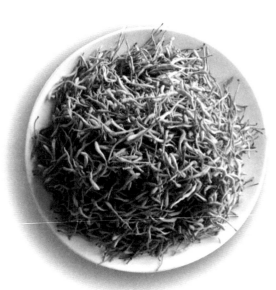

金花和银花

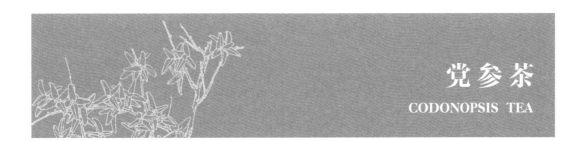

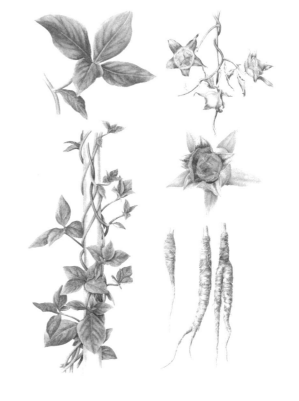

党参*Codonopsis pilosula*（Franch.）Nannf.是桔梗科党参属多年生草本植物。味甘，性平，是常用的传统补益药。现代研究发现，党参含多种糖类、酚类、甾醇、挥发油、黄芩素葡萄糖苷、皂苷及微量生物碱，具有增强免疫力、扩张血管、降压、改善微循环、增强造血功能等作用。党参茶是以党参叶和干燥根为原料，经过加工制作而成的饮品。

党参最早记载于清代医学家吴仪洛的《本草从新》，"因原产于上党郡，而根形如参，故名党参"，上党郡是晋东南地区秦代的行政区划称谓，唐代改称潞州，故又称潞党参。其后在《本草纲目拾遗》《植物名实图考》中都有记载。《本草从新》记载："参须上党者佳，今真党参久已难得，肆中所卖党参，种类甚多，皆不堪用，唯防风党参，性味和平足贵，根有狮子盘头者真，硬纹者伪也（白党味微甘而甚淡，功力远不及尔）。"由此可见，党参的"党"字源自上党的"党"字，产于山西上党一带者，品质最优，为道地药材。关于党参的形态《植物名实图考》记

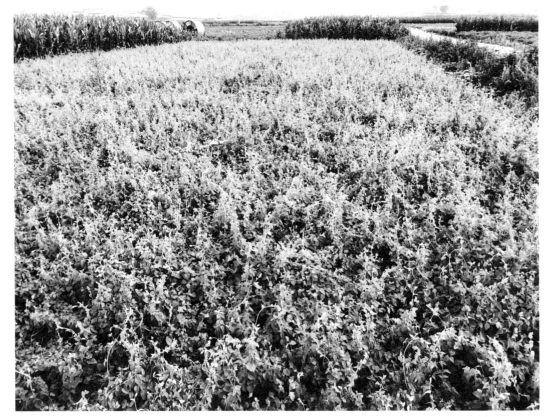

党参种植基地

载："党参，山西多产。长根至二三尺，蔓生，叶不对，节大如手指，野生者根有白汁，秋开花如沙参，花色青白，土人种之为利。"

1. 区域布局

资源分布

山西党参主要集中在长治和晋城的平顺、壶关、黎城、屯留、武乡、长子、沁源和陵川等地，五台山周边的五台县等地也有少量种植。"平顺潞党参""陵川潞党参""上党党参"获得国家地理标志证明商标。党参因其独特的"狮头凤尾菊花芯"特征和道地品质而享誉全国，并远销到马来西亚、菲律宾、新加坡、日本、老挝等10多个国家。全省党参种植面积约6万亩，年产量约6000吨。

加工企业分布

截至2019年年底，山西省加工党参茶的企业共有5家，分布于长治和晋城等地。

2.加工工艺

党参茶有采用党参叶按照绿茶加工工艺制作而成的党参叶茶，还有采用党参根经净选、清洗、切片、干燥，并用小米做辅料炒至微棕黄色的党参根茶。

党参茶用沸水冲泡后，汤色金黄，口感甘甜。具有开胃、养肝、滋肺、解毒等功效，既能增强人体抵抗疾病的能力和提高造血功能，又能改善胃肠功能和降低血压。党参茶适合多数人群，对于体质虚弱、气血不足、脾胃虚弱，以及病愈后或者产后身体虚弱的患者可以适当食用。另外对于那些患有慢性肾炎伴有蛋白尿、慢性贫血、萎黄病、白血病、血小板减少性紫癜以及佝偻病的患者，也可以通过服用党参茶来改善病情，甚至达到治疗的目的。

党参茶还可以与枸杞、红枣、绿茶等搭配饮用。

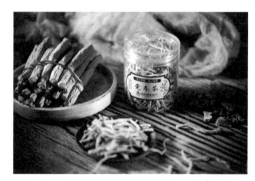

党参茶产品

党参中药材

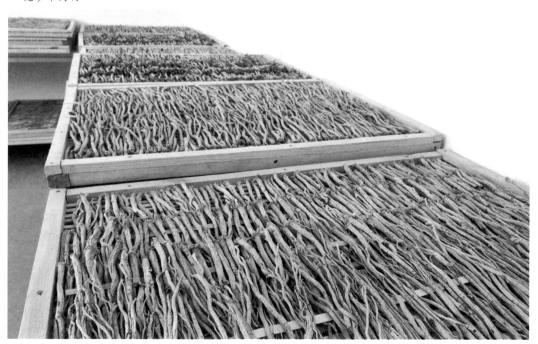

山西特色药茶

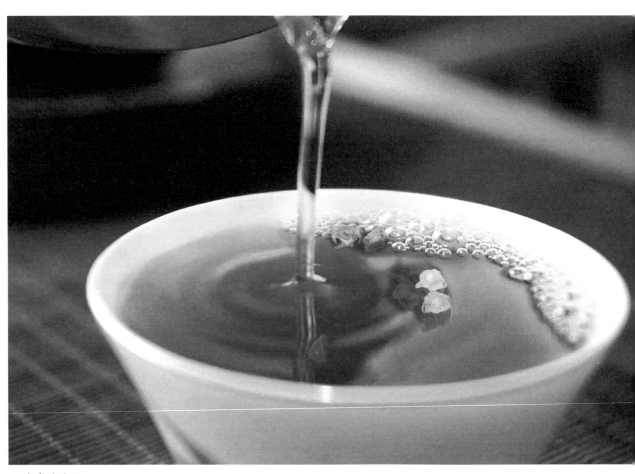

党参茶茶汤

黄芪茶

ASTRAGALUS TEA

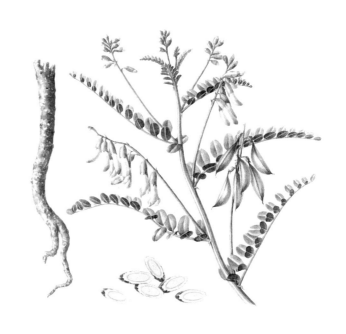

　　黄芪为豆科植物蒙古黄芪*Astragalus mongholicus* Bunge或膜荚黄芪 *Astragalus membranceus*（Fisch.）Bge.的干燥根。具补气升阳、益气固表、利水消肿、生津养血、行滞通痹、托毒排脓、敛疮生肌等功效，被誉为"补药之长"。其中含有皂苷类、黄酮类、糖类、多种氨基酸及微量元素，具有利尿降压、强心、提高免疫功能和抗衰老作用，并广泛应用于心血管疾病，临床上还用于治疗乙型肝炎。

　　黄芪茎、叶入药始载于《名医别录》，其味甘、辛，性平。具有生津止渴、舒筋活血、消肿疗疮等功能。现代研究表明，黄芪叶具有良好的消渴、抗炎、抗衰老作用，能有效地防治筋脉拘挛、保护肝脏。

　　黄芪，古称为黄耆，始载于《神农本草经》，列为上品。李时珍释其名曰："耆，长也，黄耆色黄，为补药之长，故名。"宋代《本草图经》载："今河东陕西州郡多有之，其皮折之如绵，谓之绵黄耆。"明代《本草蒙筌》载："绵耆出山

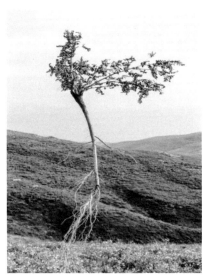

西沁州绵上，此品极佳。"清代《植物名实图考》载："黄耆有数种，山西、蒙古者最佳。"

《山西通志》记载："大同府主产黄芪。"《浑源县志》记载："浑源县早在1500年前的北魏时期已有黄芪生产，元朝得到大面积发展，清代则作为贡品进献朝廷。"

1.区域布局

资源分布

黄芪主要分布在山西、内蒙古、甘肃等地。在山西省主要分布于恒山山脉一带，该区域属于半干旱冷凉气候，以花岗片麻岩为母质组成的粗沙壤土，疏松多孔，钾、硒含量丰富。黄芪采用传统的仿野生栽培方式，生长时间五年以上，生产的黄芪根长条顺，

黄芪植株

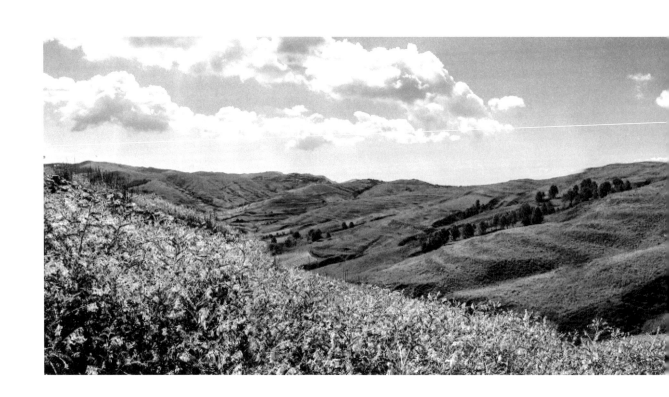

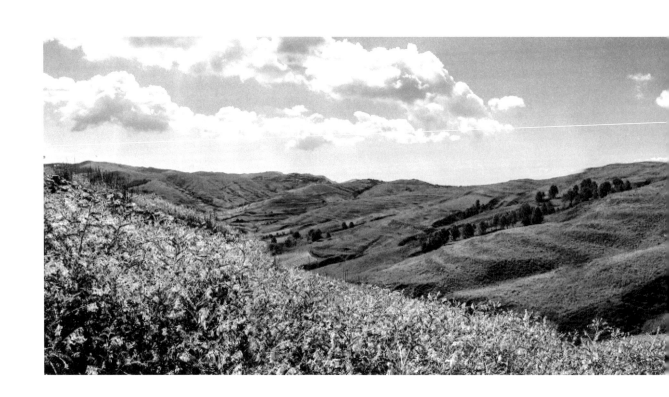 黄芪生长环境

上下粗细均匀，质地坚实，粉性足，品质好，单株重。毛蕊异黄酮葡萄糖苷含量都在 0.08% 以上，黄芪甲苷与总多糖含量均较高。特别是浑源黄芪总皂苷含量最高能达到 0.38%，超过药典规定标准的 9.5 倍，享有"浑源黄芪甲天下"之美誉。2014年，"恒山黄芪"获国家地理标志保护产品称号。

加工企业分布

截至 2019 年年底，山西省加工黄芪茶的企业共有 3 家，分布于大同浑源县、朔州平鲁区，年可加工黄芪茶 10 余吨，共开发 5 种产品。

2.加工工艺

黄芪茶有黄芪叶茶、黄芪花茶、黄芪根茶。黄芪叶茶以黄芪的茎叶为原料，经清洗、杀青、揉捻、发酵、干燥、分选等工序而制成；黄芪花茶即在黄芪叶茶中加入经特殊工艺加工过的黄芪花而成；黄芪根片茶即黄芪饮片，按黄芪饮片的标准加工，单味或与其他物质拼配而成，如黄芪枸杞红枣茶、黄芪玫瑰菊花茶、黄芪普洱

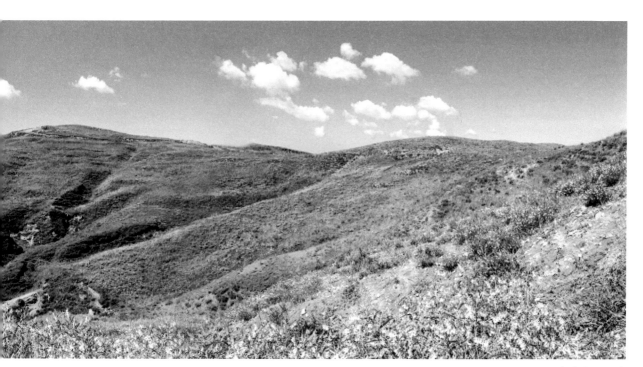

黄芪生长环境

茶等。黄芪叶茶入口稍苦、回味甘甜，黄芪根茶有独特的豆腥味，口感微甜。黄芪茶具有补中益气、升阳举陷之功效。

注意事项：凡表实邪盛、内有积滞、阴虚阳亢、疮疡阳证实证者，不宜使用。

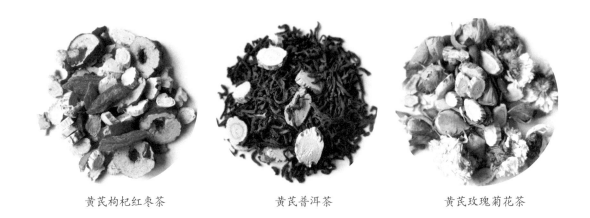

黄芪枸杞红枣茶　　　　　　黄芪普洱茶　　　　　　黄芪玫瑰菊花茶

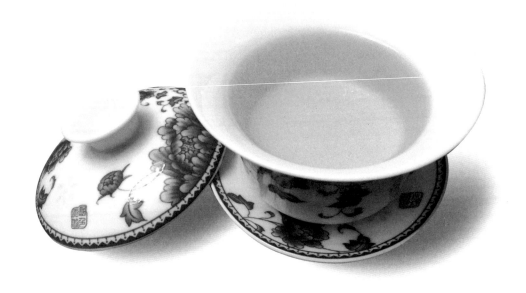

黄芪茶茶汤

玫瑰花茶

ROSE TEA

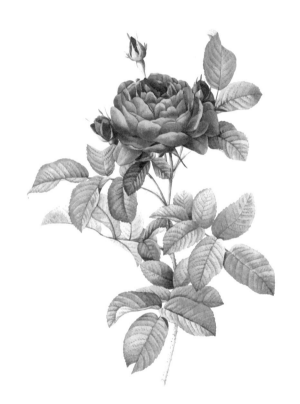

玫瑰*Rosa rugosa* Thunb.原产地为中国华北地区，在我国已有2000多年的栽培历史，属蔷薇目、蔷薇科落叶灌木。玫瑰花单生或数朵簇生，花瓣倒卵形，重瓣至半重瓣，花色多为紫红色、红色，少为黄色和白色，每年花期仅一次，根据各地气候从4月至7月陆续开放。

玫瑰是我国重要的特产经济植物。玫瑰花蕾甜香若蜜、香味浓郁，富含多种人体所必需的氨基酸、维生素、黄酮类、多糖类等生物活性成分。用其泡茶，茶质温和纯粹，味道清幽自然，饮一口滋润香甜，甘美气息萦绕唇齿之间，长期饮用具有排毒养颜、行气解郁、活血止痛、疏肝醒脾、促进胆汁分泌、帮助消化之功效。

玫瑰自古以来备受文人墨客青睐，其花香、花形、花色、花期和功用等均有诗词及史书记载，其中最早见于《西京杂记》中"乐游园中有自生玫瑰"，说明玫瑰的出现可以追溯到西汉以前。

玫瑰花的食用、药用在我国也具有悠久的历史。《本草正义》提到："玫瑰

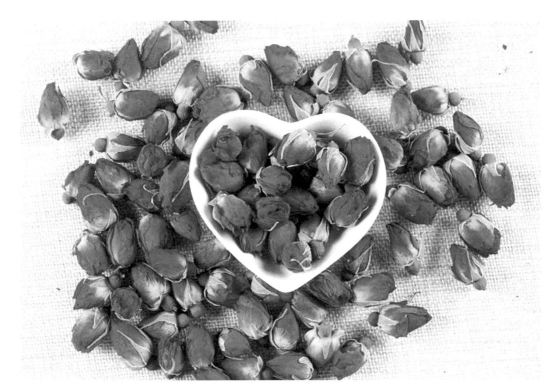

玫瑰花茶

花香气最浓，清而不浊，和而不猛，柔肝醒胃，疏气和血……芳香诸品，殆无甚匹。"明代卢和在《食物本草》中也记载："玫瑰花主利肺脾、益肝胆，辟邪恶之气，食之芳香甘美、令人神爽。"古代民间很早就认识到玫瑰的实用价值，常将玫瑰花用于熏茶、入药、酿酒、腌酱及做糕点馅料等。《群芳谱》载："采玫瑰花瓣捣成膏，白梅水浸，少时加糖霜再匀研，最香甜，亦可印做饼。"玫瑰窨制花茶，早在我国明代钱椿年编的《茶谱》、屠隆《考盘余事》、刘基《多能鄙事》等书中就有详细记载。相传集"三千宠爱于一身"的杨贵妃甚喜用玫瑰香汤沐浴，善用玫瑰花冠泡茶以保健身躯、美容驻颜。清朝慈禧太后也曾好用玫瑰花泡水饮用，制作玫瑰胭脂、玫瑰香皂等。

1.区域布局

资源分布

我国玫瑰资源丰富、分布广泛。目前全国各地均有玫瑰种植，其中以山东、甘肃、北京、江苏、河南、河北、四川、辽宁、黑龙江、台湾、山西、新疆、陕西等地

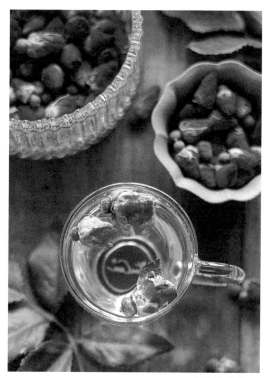

玫瑰花茶茶汤

玫瑰花茶甜香扑鼻、香气浓郁、滋味甘美、味道天然，具有舒肝解郁、养颜安神、行气活血、调经止痛等功效。

Rose tea is with a sweet and natural taste and a strong fragrant flavor. It has the functions of soothing the liver and relieving depression, nourishing the face and mind, promoting qi and blood circulation, regulating menstruation and relieving pain.

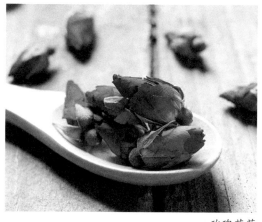

玫瑰花茶

为主。山西玫瑰种植规模较大的区域主要集中于临汾、运城、晋中等地。

加工企业分布

截至 2019 年年底，全省有 9 家玫瑰花茶加工企业，分布于朔州朔城区，临汾乡宁县、浮山县，晋中榆次区、平遥县，晋城泽州县、阳城县，太原清徐县，运城平陆县等地。现已开发出多种玫瑰花茶产品。

2. 加工工艺

玫瑰花茶加工主要有晒干、烤干、低温风热烘干、冻干四种工艺。低温热风烘干工艺更好地结合了中国传统的炒茶工艺以及西方烘烤咖啡豆工艺的精华，使得玫瑰花蕾茶可以呈现出更多的花香、更好的风味。

此外，还有带有玫瑰花香的拼配茶，是由茶叶和玫瑰鲜花窨制而成，工艺复杂。玫瑰花茶制作工艺可分为茶坯与鲜花处理、窨花拼和、起花、复火、提花 5 个步骤。所采用的茶坯有红茶、绿茶，鲜花以半开放的玫瑰花为品质最佳，再经提花的工艺以提高茶叶香气的鲜灵度。

枸杞叶茶

LYCIUM LEAF TEA

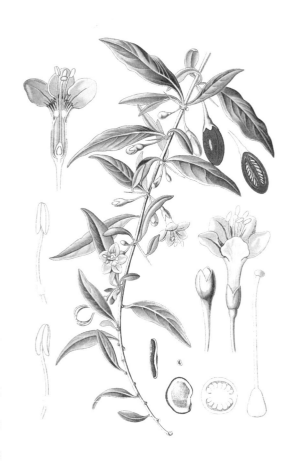

枸杞 *Lycium barbarum* L.是茄科枸杞属落叶灌木，叶互生或数片丛生，叶片卵状菱形至卵状披针形，长 2～6 厘米，宽 0.6～2.5 厘米，先端尖或钝，基部狭楔形，全缘，两面均无毛。

据《本草纲目》记载："枸杞叶味苦、甘，性凉，有补虚益精、清热止渴、祛风明目、延缓衰老等功效。主治虚劳发热、烦渴、目赤昏痛、障翳夜盲、崩漏带下、热毒疮肿。"现代研究表明，枸杞叶不仅含有丰富的蛋白质、氨基酸、维生素、微量元素等营养成分，还含有黄酮类化合物、萜类化合物、生物碱等活性物质，具有很高的营养保健功效。枸杞叶无论在营养成分还是活性物质组成方面，皆与枸杞果实基本一致，有些生物活性成分的含量甚至高过枸杞果实。

《本草纲目》中提到"春采枸杞叶，名天精草"。这里的"天精草"即为枸杞的嫩茎叶，统称枸杞叶，俗称"地仙苗、枸杞尖、枸杞芽、枸杞菜、枸杞头"等。

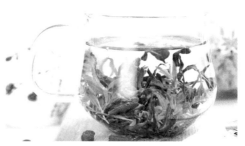

枸杞果和枸杞叶茶汤

1．区域布局

资源分布

枸杞在我国主要分布于华北、西北，其他地区也有栽培。野生枸杞在山西大部分地区都有分布，人工栽培集中于大同、朔州等地。除果用品种外，还特别引进叶用品种。

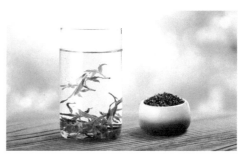

枸杞叶茶成茶

加工企业分布

截至 2019 年年底，全省加工枸杞叶茶的企业有 2 家，分布于朔州市朔城区和山阴县，年可加工枸杞叶茶 10 余吨。枸杞叶茶共开发出 3 种产品。

枸杞种植基地

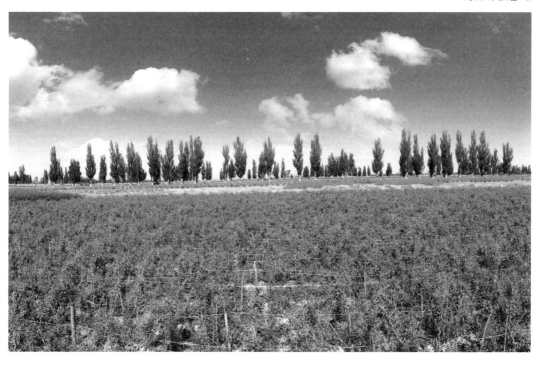

山西特色药茶

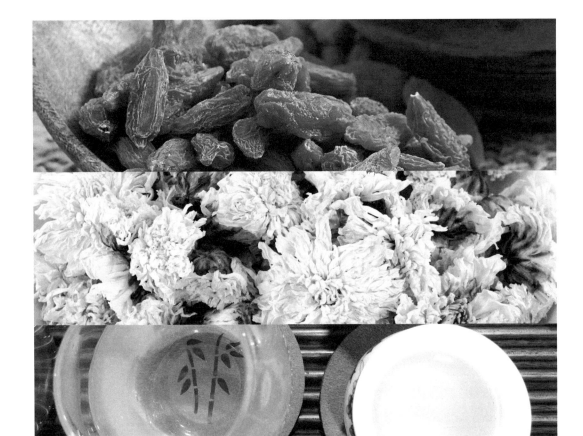

枸杞/菊花/茶汤

2.加工工艺

　　枸杞叶茶，又叫枸杞芽茶，以叶用枸杞芽尖为主要原料加工而成。枸杞叶绿茶通过晾晒、杀青、烘干、温炒、揉捻、定型、提香等工艺制成。而枸杞叶红茶需增加发酵、再杀青的过程。

　　枸杞叶茶最佳采摘时间为上午 10 点至下午 4 点，其芽尖的含水量较少，成品后汤色纯正。绿茶汤色为翠玉色，红茶汤色呈红玛瑙色，口味独特纯绵，口感上好。枸杞叶茶可养肝明目、降三高、提高免疫力、助睡眠，同时也是养颜美容、延缓衰老的佳品，对痛风和静脉曲张也有显著功效。

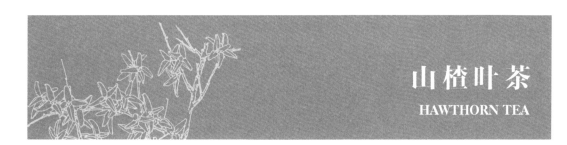

山楂叶茶

HAWTHORN TEA

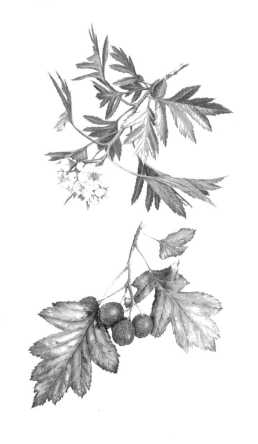

山楂*Crataegus pinnatifida* Bge.又名山里果、山里红，蔷薇科山楂属，落叶乔木，叶片宽卵形或三角状卵形，稀菱状卵形。山楂起源于中国，在我国具有悠久的栽培历史。山楂含有丰富的维生素和多种矿物质，其中多种有机酸、糖类和果胶含量也很高，是新时代健康饮食需求下的药食同源优良品。山楂树干燥叶为一种中药材，药性平，味道微酸；黄酮类化合物是山楂叶中的主要活性物质，其主要有活血化瘀、理气通脉等功效。

山楂性味酸、甘、温，具消食健胃、活血化瘀之功效。《本草纲目》记载："山楂有健胃、补脾、消内食积、引结气、活血、散瘀、助消化之功……凡脾弱、食物不克化、胸腹酸刺胀闷者，于每食后嚼二三枚绝佳。"《日用本草》记载："山楂化食积、行结气、健胃宽膈，消血痞气块。"《中药大辞典》记载："山楂味酸，入脾、胃、肝经。"

山楂树浑身是宝。中国人食用山楂已有数千年的历史，山楂叶的食疗保健和药

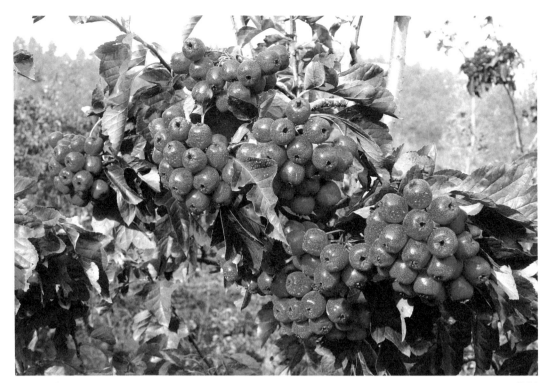

山楂树

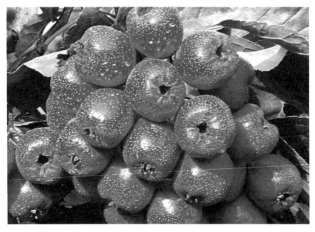

山楂果实

用价值同中药一样逐渐被国人所认识和接受。早在东晋《肘后备急方》中就有山楂叶"茎叶煮汁，洗漆疮"的记载。随着当前药食同源产品的迅猛发展，具有医疗保健作用的山楂叶茶越来越受到消费者的青睐。

1. 区域布局

资源分布

山楂在我国广泛栽培，中国已成为世界第三大栽培中心。我国山楂产量大、利用价值高、产品需求旺盛、市场开发前景广阔，主要分布于山东、河南、山西、河北、辽宁等北部省份，南方地区分散栽培。北方山楂产区南起新淮河，北至黑龙江牡丹江。按照品种适应性和种植技术的差异，可以划分为鲁苏北、中原、冀京辽和寒地4个栽培区。

山西省山楂主产于晋南及晋东南等地，全省种植面积约20万亩，年产量18万吨。其中泽州红山楂、闻喜七里坡山楂、绛县山楂为农产品地理标志产品。泽州红山楂肉味醇、酸甜多胶质、耐贮藏，被称为"山楂王"。闻喜七里坡山楂栽培历史悠久，以果实大、色泽艳、果肉细绵、酸甜可口、营养丰富而载誉陕西、河南及南方各省。绛县山楂果面光洁、着色艳、个头大、果实酸甜可口，具有很高的营养价值和药用价值，已出口至日本。山楂叶提取物是治疗各种心脑血管疾病的良药，泽州县生产的山楂叶提取物在国内市场销售占有率达98%以上。

加工企业分布

截至2019年年底，全省有2家山楂叶茶加工企业，开发出3种产品。

冲泡茶

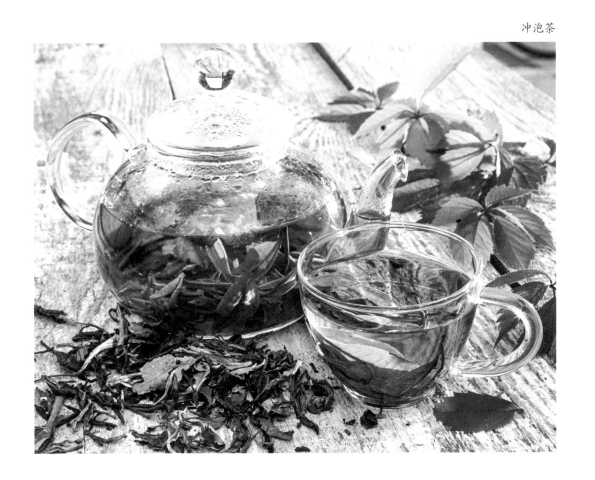

2.加工工艺

　　山楂叶茶是以山楂叶为原材料,以传统医学理论为基础,结合现代营养学理念,采用现代制茶工艺,经挑选、去梗、清洗、杀青、脱水、揉捻、杀二青、炒制、分级等多道严谨工序的精制佳作。加工工艺在最大限度上保留了山楂叶中的各类营养元素,将山楂叶片中的营养和保健价值发挥到极致。山楂叶茶口感纯正、清香淡雅、保健效果好。

　　此外,还利用山楂开发各种拼配茶,如山楂枸杞茶、山楂红枣茶、山楂菊花茶、山楂陈皮茶、银杏山楂茶和丹参山楂茶等。

山楂干

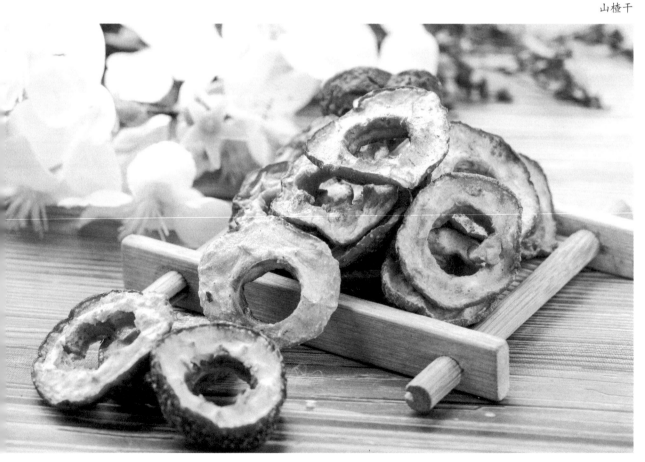

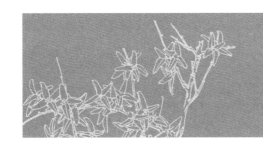

紫苏叶茶
PERILLA LEAF TEA

紫苏 *Perilla frutescens* （L.）Britt 为一年生唇形科草本植物，具有特殊芳香气味。叶对生，紫红色或绿色，被长节毛；叶片阔卵形、卵状圆形或卵状三角形，长 4~13 厘米，宽 2.5~10 厘米，先端渐尖或突尖，叶下面有细油腺点。

据《名医别录》记载，紫苏叶味辛，性温，具有发汗解表、行气宽中之功效。主治感冒发热、怕冷、无汗、胸闷，以及咳嗽引起的腹痛、腹泻、呕吐等症。现代研究表明，紫苏叶所含化学成分主要为黄酮类、酚酸类、三萜类及挥发油，此外还含有脂肪酸、氨基酸等，具有抗菌、抗氧化、保肝、调节血脂、调节血糖等作用。

宋代诗人章甫著有《紫苏》一诗，记载了紫苏这一作物有着诸多神奇的功效。

吾家大江南，生长惯卑湿。早衰坐辛勤，寒气得相袭。

每愁春夏交，两脚难行立。贫穷医药少，未易办芝术。

人言常食饮，蔬茹不可忽。紫苏品之中，功具神农述。

为汤益广庭，调度宜同橘。结子最甘香，要待秋霜实。

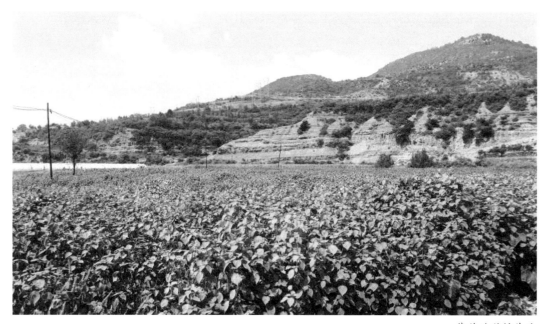

紫苏叶种植基地

作腐翳粟然，加点须姜蜜。由兹颇知殊，每就畦丁乞。

飘流无定居，借屋少容膝。何当广种艺，岁晚愈吾疾。

1.区域布局

资源分布

紫苏野生或栽培在全国都有分布，主产于江苏、湖北、广东、广西、河南、河北、山东、山西、浙江、四川等地。山西紫苏产地主要集中于晋中和晋城。

加工企业分布

截至 2019 年年底，全省有 2 家紫苏叶茶加工企业，分布于晋城陵川县、沁水县，年可加工紫苏叶茶 150 余吨，已开发 5 种产品。

2.加工工艺

紫苏叶茶，以紫苏的叶片为主要原料加工而成。采摘时间是 5 月下旬至 9 月下旬。根据采摘时间不同可分为紫苏芽叶、紫苏嫩叶、紫苏大叶等不同品级的紫苏叶茶。

紫苏叶茶加工工艺借鉴福建铁观音制茶的半发酵工艺，经萎凋、摇青、杀青、揉捻、成型、提香而成，既保留了紫苏叶解表散寒、行气和胃的功效，又激发出半发酵茶特有的芳香。半发酵紫苏叶茶，呈现均匀大小的棕色球状。泡茶时，热水入杯即可闻到香气扑鼻而来，汤色棕红，透亮怡人，口感药香中夹丝丝甘甜。常饮紫苏叶茶，可保肝养胃，调血糖、血脂，使身轻气畅。

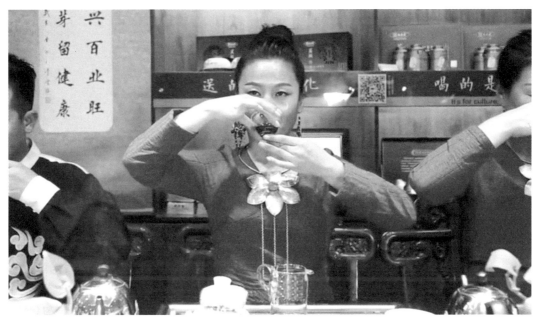

品鉴山西药茶

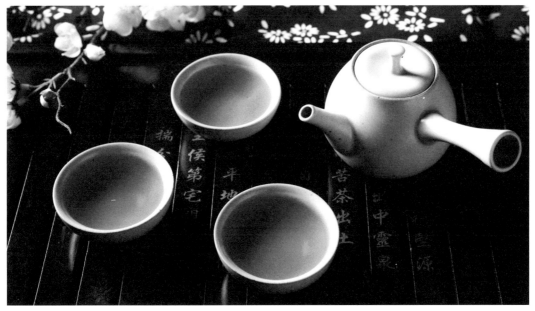

紫苏叶茶茶汤

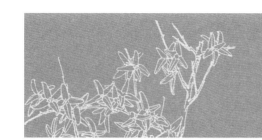
142

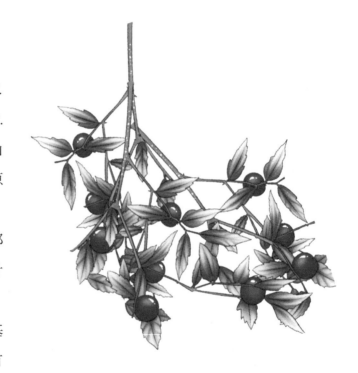

酸枣*Zizyphus jujuba Mill. var.spinosa*（Bunge）Hu ex H.F. Chow又名棘、棘子、野枣、山枣、葛针等，鼠李科枣属，原产于中国华北地区，多野生，常为灌木，树势较强，全株都具有较强的药用价值。酸枣叶又名棘叶，为酸枣的干燥叶，富含多酚、黄酮、皂苷、氨基酸、多糖、绿原酸、芦丁等有效成分。现代药理研究表明，酸枣叶有明显的镇静安神、抗氧化、保护肝脏等保健功效，是一种极具价值的天然保健和药用资源，具有"东方睡叶"之美称。

酸枣在我国历史悠久，可追溯到约4000年前。古书中的"荆棘遍地"即指酸枣在北方地区分布广泛、丛生遍地的景象。《诗经》中有"吹彼棘心""墓门有棘"的记载。《神农本草经》中记载，酸枣"久服安五脏，轻身延年"。《本草纲目》记载："敛疮解毒，治胫臁疮。"

1. 区域布局

资源分布

酸枣在我国分布较广，集中在黄河流域中下游一带，以山西、河北、河南、山东、陕西等省低山丘陵区最为常见。《名医别录》中写道："酸枣，生河东川泽。八月采实，阴干，四十日成。"酸枣是山西道地药材，野生资源丰富，生长环境绿色无污染。

加工企业分布

截至 2019 年年底，全省有 2 家酸枣叶茶加工企业，分布于代县和泽州县，已开发 2 种产品，实现年生产能力 100 吨左右。

酸枣叶茶

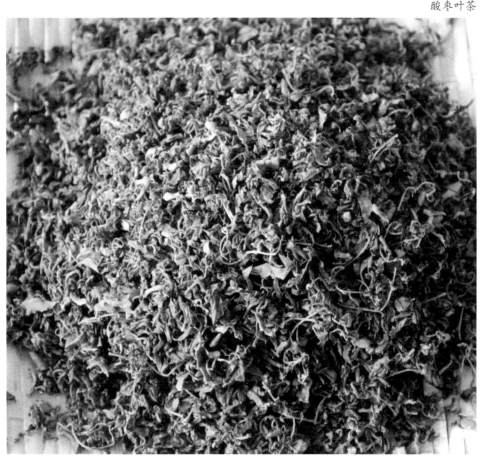

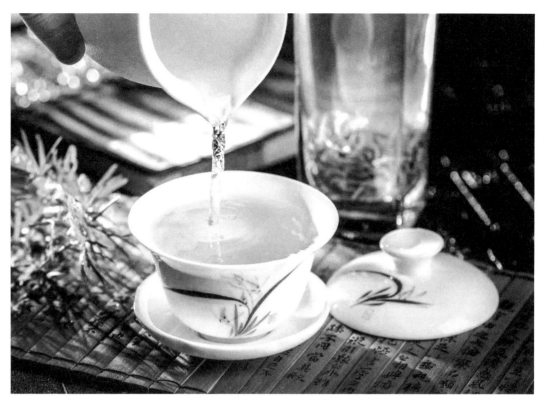

酸枣叶茶茶汤

2.加工工艺

　　酸枣叶茶以旷野山岭间原生态、纯天然、无污染、无公害残留的野生酸枣树4月至6月之嫩芽叶为制作原材料，一般以两叶一芯为最佳、三叶一芯为上品、四叶无芯为下品、五六叶者再次之为分级标准。嫩芽叶经过采摘、去杂、分级筛选、摇青、杀青、揉捻、烘干等绿茶工艺结合酸枣叶的特点，再配以独特的手工加工工艺精制而成酸枣叶茶。其汤色明亮，味清香、鲜爽醇和，堪称天然、绿色、健康、放心的上乘饮品。

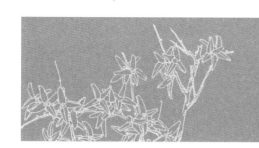

杜仲叶茶
EUCOMMIA LEAF TEA

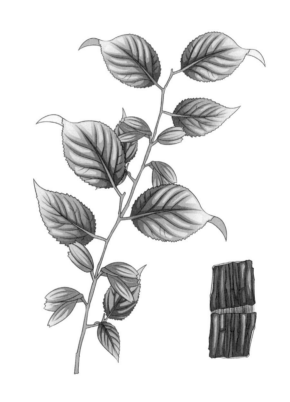

杜仲*Eucommia ulmoides* Oliver I.C.为杜仲科植物，落叶乔木，高可达 20 米。单叶互生，叶片椭圆形、卵形或长圆形，长 6～15 厘米，宽 3.5～6.5 厘米，先端渐尖，基部圆形或阔楔形，上面暗绿色，下面淡绿，边缘有锯齿。

据《中华本草》记载："杜仲叶味微苦、气微，能补肝肾、强筋骨、降血压。主治腰背疼痛、足膝酸软乏力、高血压病等。"现代研究表明，杜仲叶中所含绿原酸、京尼平苷酸、咖啡酸、芦丁、松脂醇二糖苷等成分，是杜仲叶茶营养价值高的重要原因。

魏晋南北朝陶弘景著《名医别录》记载："杜仲生上虞山谷及上党、汉中。"、明李时珍著《本草纲目》和清汪讱庵撰《本草易读》亦有相关记载。上党即今长治和晋城一带。

2019 年，国家将杜仲叶按照传统既是食品又是中药材的物质开展试点管理。

1.区域布局

资源分布

杜仲广泛分布于陕西、甘肃、浙江、河南、湖北、四川、贵州等地。山西省曾是杜仲的道地产区之一，现全省杜仲主要分布于阳泉、临汾安泽县、运城闻喜县等地。

加工企业分布

截至 2019 年年底，全省加工杜仲叶茶的企业共有 3 家，分布于阳泉郊区、临汾安泽县以及运城闻喜县，每年可加工杜仲叶茶 20 余吨，共开发 10 余种产品。

2.加工工艺

杜仲叶茶按照原料采摘时间的不同可分为嫩芽茶（ 4 月至 5 月）、嫩叶茶（ 5 月至 7 月）、秋叶茶（ 7 月至 9 月），按照加工工艺不同又可分为杜仲叶绿茶、杜仲叶红茶、杜仲叶黑茶等。

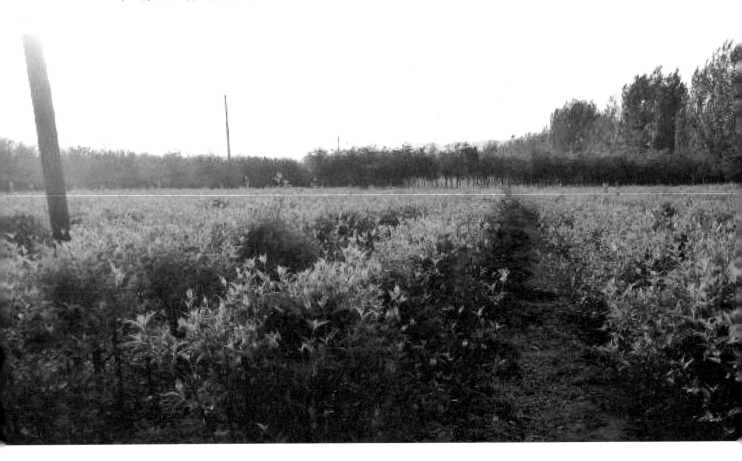

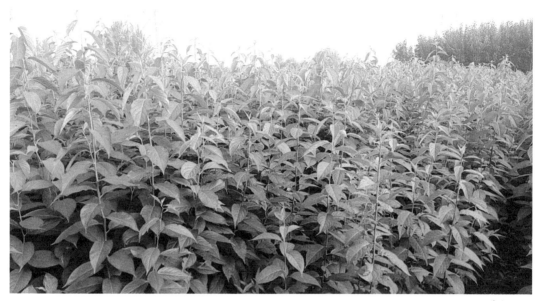

灌木杜仲

杜仲种植基地

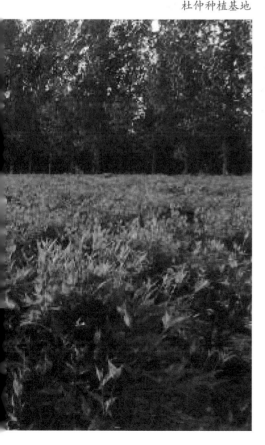

杜仲嫩芽茶以杜仲初春叶芽为原料，经专业加工而成。最熟练的茶农每天最多采摘7.5千克叶芽，而且杜仲嫩芽采摘时间仅7~10天，故杜仲嫩芽茶非常稀有、珍贵。杜仲嫩芽绿茶制作需要经过晾青、杀青、揉捻、烘干四道工序；成品茶色泽橙黄透明，口感味微苦而回甜上口。杜仲嫩芽红茶制法与常规红茶制作大体相同，都有萎凋、揉捻（切）、发酵、干燥四道工序；成品茶色泽金黄，香气纯正，滋味甘甜，耐冲泡。杜仲嫩芽茶有补益肝肾、抗病毒、预防高血压和高血脂、缓解便秘等功效。

杜仲黑砖茶以杜仲嫩叶为原料，经萎凋、杀青、揉捻、干燥、筛选、拼配、渥堆、发酵、筛分、压制、干燥等工序制成；成品茶色泽乌黑油

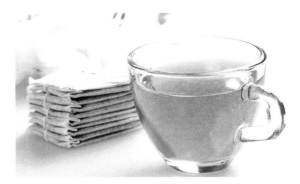

杜仲叶袋泡茶

148

润，汤色红浓，香气纯正，带有独特的杜仲幽香，滋味甘甜，耐冲泡。杜仲黑砖茶有补益精气、强筋骨、安神养眠等功效。

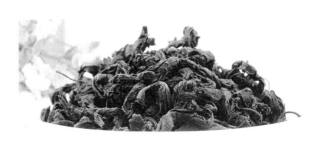

杜仲嫩芽绿茶

杜仲小青柑茶是将杜仲叶在特制阳光房内，进行晒青、揉捻、发酵、熏蒸、炒制、烘焙、筛选工艺后制成茶，再与广东新会青柑果拼配，增添了理气健胃、消积化滞的功效。

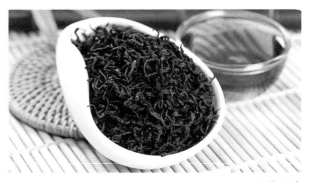

杜仲叶茶

另外还有杜仲叶袋泡茶和速溶茶，袋泡茶以杜仲叶嫩叶为原料，经晾青、揉捻、筛选、干燥等工序加工而成；成品茶色泽橙黄，有淡淡草腥味，入口微涩，有回甘，口内生津，清爽怡人。杜仲叶袋泡茶有抗菌、消炎、解毒、利胆、降压和助消化等药功效。

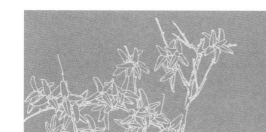

牡丹花蕊茶
PEONY STAMEN TEA

牡丹*Paeonia suffruticosa* Andr为芍药科芍药属灌木，是我国著名花卉，素有"花中之王"的美誉，因其花大而香，故又有"国色天香"之称。牡丹鲜花中富含多种营养成分，包括多酚类物质、蛋白质、氨基酸、维生素、矿物元素、脂肪和淀粉等。其内特有一种原花色素，抗氧化能力为维生素C和维生素E的数十倍以上，在当前已知的抗氧化活性物质中排名第一，有助于清除人体内自由基、延缓衰老，保健作用强大。

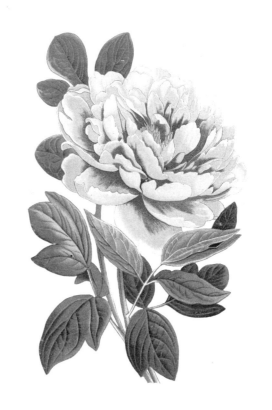

　　牡丹花蕊荟萃牡丹全株精华，是牡丹数千年得以生存和进化之根本。牡丹花蕊茶是从万朵牡丹花中甄选出百余个最强生命力、营养价值最高的雄性花蕊精制而成的花茶产品，具有浓郁的香气、诱人的色泽、舒适的口感以及极高的营养与保健功效，可谓"茶中黄金"。

　　中国是世界牡丹发祥地和起源地，从南北朝"永嘉水际竹间多牡丹"至今，在

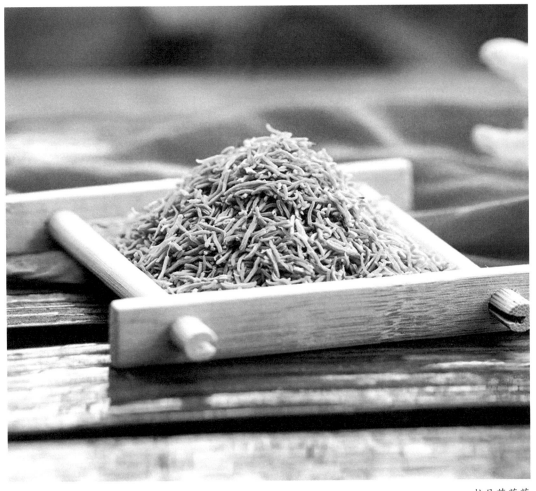

牡丹花蕊茶

我国已有 1500 年的栽培历史。在自古以来"食花养生"理念的影响下，饮食牡丹花已成为我国人民的重要生活习性之一。

从甘肃武威出土的东汉医学竹简中看到了牡丹治疗血瘀病的实物记载。祖国传统医学的经典著作《神农本草经》《珍珠囊》《华佗千金方》《伤寒杂病论》《滇南本草》《唐本草》《本草纲目》《本草经疏》《重庆堂随笔》《本草疏证》等都有"用牡丹畅通心肝肾三经、调理人体气血、活络人体经脉而喜清除浊、藏精抑邪、自安五脏、延年益寿"的中医学判定。明代《群芳谱》记载："牡丹花煎法与玉兰同，可食，可蜜浸。"《本草纲目》记载："牡丹惟取红白单瓣者入药。"《中药大辞典》记载："牡丹花具有调经活血的功效。"因此，长期饮用凝聚精粹的牡丹花蕊茶能够美容养颜，调理气血，令人精神饱满。

1.区域布局

资源分布

中国牡丹资源特别丰富，国内各地均有牡丹种植，面积最大最集中的有菏泽、洛阳、北京、临夏、彭州、铜陵等县市，栽培品种可以划分为中原牡丹、西北牡丹、江南牡丹、西南牡丹4个品种群。

野生品种矮牡丹，属于我国三级濒危保护植物，具有极高的应用和研究价值，是中原牡丹栽培品种的重要原始种之一。在山西西南部的蒲县、稷山、永济等地分布有矮牡丹野生资源。稷山县西社乡马跑泉村附近，矮牡丹集中分布，并且稷山县野生牡丹在我国牡丹种植资源分布中占有相当重要的地位。

山西各地区均有牡丹栽培，属于中原牡丹品种群，主要用于观赏和药用，分布于各类公园、寺庙中。药用牡丹主要分布于临汾和运城。生产基地空气新鲜、土质肥厚、水源纯净，所产牡丹花优质而天然。

加工企业分布

截至2019年年底，全省有1家生产牡丹花蕊茶的加工企业，位于临汾洪洞县，已开发3种牡丹花蕊茶产品。

牡丹花蕊茶

牡丹花蕊茶茶汤

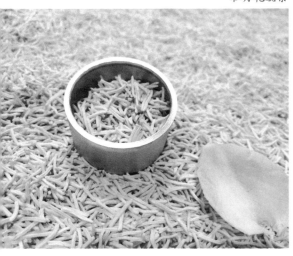

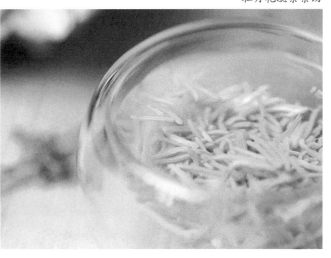

2.加工工艺

牡丹花蕊茶以牡丹株中最为稀有和珍贵的花蕊作为原材料，历经种植、摘、取蕊、杀青、烘干等多道传统及现代工序精制而成。牡丹花蕊的采摘时间为每年4月中旬至4月底前后10天左右的清晨6~8点，以保障摘取未经曝晒、尚未开放散粉、营养最高、品质最佳的花苞。采摘回来的新鲜花苞还需经手工再次挑选，以去除发白、发黑花蕊，得到金黄、鲜嫩、完好无损的优质花蕊。最后再经过杀青、烘干等特定工艺后，每亩牡丹花最多可被制成500克高品质的牡丹花蕊茶成品。所产牡丹花蕊茶色泽透亮，香馥若兰，口感绵润，营养上乘，极其珍贵。

牡丹花

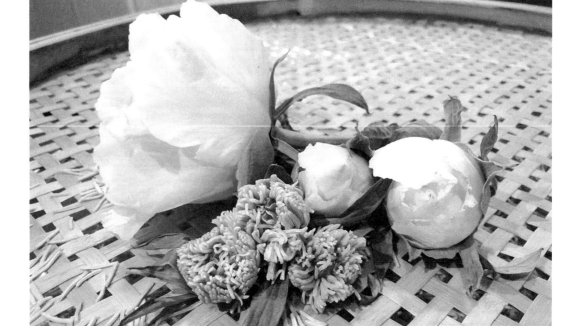

芦笋茶
ASPARAGUS TEA

芦笋*Asparagus officinalis* L.为百合科天门冬属的多年生草本植物，学名石刁柏，是世界公认十大健康蔬菜之首。其嫩茎质地细腻、纤维柔软、风味鲜美，能增进食欲，帮助消化，对人体细胞的癌变具有很强的抑制作用，是目前世界上最为有效的防癌保健食品之一。

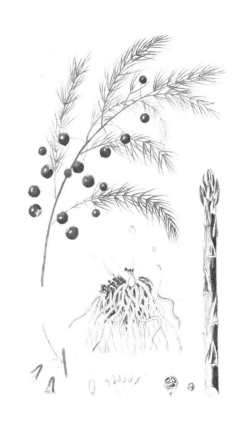

研究发现，芦笋含有甾体皂苷、黄酮类等生物活性成分，富含游离氨基酸、多种维生素、微量元素（硒、锌、铁）、蛋白质、碳水化合物、糖等多种营养成分。具有抗肿瘤、调节免疫、抗衰老、抗疲劳、降血脂、保肝解毒等功能。

芦笋原野生于地中海东部沿岸和小亚细亚一带，已有2000多年的食用历史，我国在晚清时期由英国传入。经过多年的发展，我国芦笋产量已占世界总产量的50%左右，每年实现产值近千亿元。

世界芦笋大会每4年召开一次，是引领世界芦笋产业发展的风向标，具有广泛

山西特色药茶

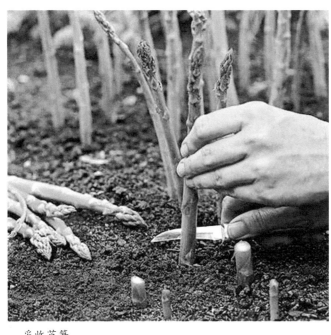

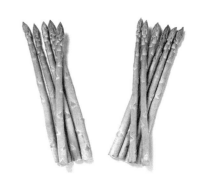

采收芦笋   芦笋

的国际声誉和影响力。随着我国芦笋产业规模的不断扩大和科学研究的异军突起，中国芦笋产业在国际上的地位不断提高、影响力不断提升，2013 年 10 月第 13 届世界芦笋大会首次落户中国。2018 年 11 月，首届芦笋大健康亚洲论坛在中国张家界顺利召开。这是第一个由中国主导，由亚洲国家制定规则的国际学术论坛，是国际芦笋界的第一个跨界大会。

1. 区域布局

资源分布

芦笋在我国有 100 多年栽培历史。目前国内除西藏、青海两个省区没有种植外，其他各省区均有种植，其中 90% 的面积集中在黄淮流域的山东、山西、河南、江苏、河北、陕西等地。芦笋在山西省南北都有栽培，面积最大的栽培地在运城永济。

加工企业分布

截至 2019 年年底，全省有 1 家加工芦笋茶的企业，每年可加工芦笋茶 300 余吨，共开发 8 种系列产品。

2.加工工艺

芦笋茶以芦笋为主要原料，经过挑选、切割、气泡清洗、分类、杀青、烘干、炒制、低温脱水、再炒制等过程制成。1千克芦笋嫩尖茶需要100多千克芦笋嫩尖才能加工成。芦笋茶用开水冲泡后，具有芦笋特有的清香味，其色、香、味俱全。具有抗癌、防癌、降血压、降血脂、增强体质等功效，并能提高人体免疫力。

芦笋茶茶汤

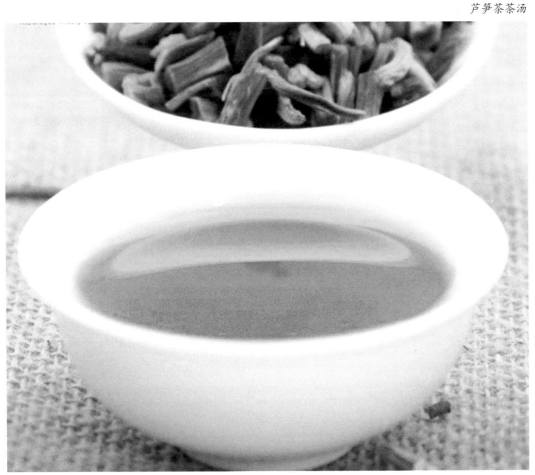

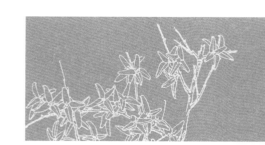

金莲花茶
TROLL FLOWER TEA

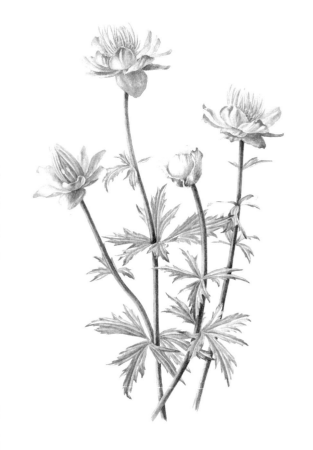

金莲花*Trollius chinensis* Bunge，又称旱金莲，为毛茛科多年生直立草本，高 30～70 厘米。花单独顶生或 2～3 朵组成聚伞花序，花冠直径可达 7 厘米左右，在炎热的盛夏开花，花色金黄。

《本草纲目拾遗》谓金莲花："治喉肿口疮，浮热牙宣，耳痛目疼。"又云："明目，解岚瘴。"《山海草函》谓其："治疔疮大毒、诸风。"现代研究表明，金莲花中富含生物碱、黄酮类物质以及多种人体所必需的微量元素，有抗癌、降压、抗炎、解痉等作用。

清康熙帝题《金莲映日》诗云："正色山川秀，金莲出五台。塞北无梅竹，炎天映日开。"

康熙帝命汪颖等编修的《广群芳谱》中谓金莲花："出山西五台，塞外尤其多。花色金黄，七瓣两层，花心亦黄色，碎蕊平正，有尖小长狭黄瓣环绕其心。一

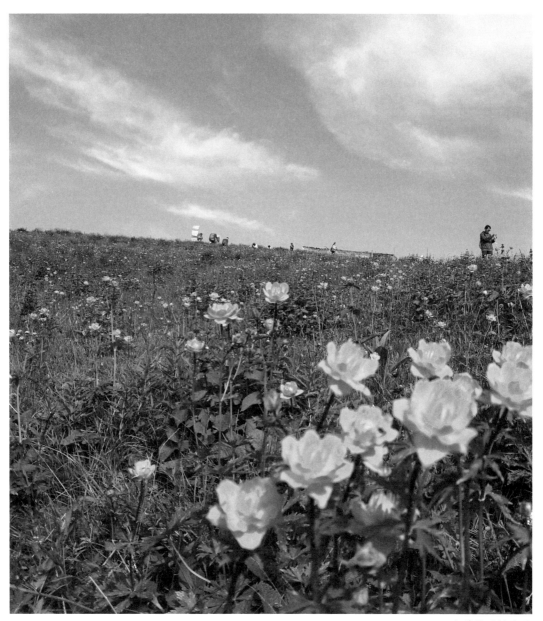

金莲花种植基地

《广群芳谱》中记载金莲花："六月盛开，一望遍地，金色灿烂。至秋花干而不落，结子如粟米而黑。其叶绿色，瘦尖而长，五尖或七尖。"

Trollflower "blooms in June and covers the whole land with endless golden color. The flower blooms until autumn comes, its fruit is just like the black millet. And its green leaves are spindly ones with five to seven sharp points" as recorded in *The Qunfangpu* which is the "Notes on all various herbs" wrote by Wang xiangjin in Ming Dynasty.

茎数朵，若莲而小；六月盛开，一望遍地，金色灿烂。至秋花干而不落，结子如粟米而黑。其叶绿色，瘦尖而长，五尖或七尖。"

"旱金莲"一名始见于《清凉山志》。该志载："山有旱金莲，如真金挺生绿地，相传是文殊圣迹。"另据《山西通志》载："金莲花一名金芙蓉，一名旱金莲，出清凉山。"《中国名胜词典》载："旱金莲花出五台和华北高寒地带。"

1.区域布局

金莲花原产于山西五台山，现分布在山西、河北、内蒙古、辽宁等地，生于海拔 1000~2200 米的山地、草坡或疏林下。野生资源稀缺，多地有人工引种。山西金莲花主要产自五台山周边，以野生为主。

目前，金莲花茶多以百姓自己采摘加工饮用为主。

2.加工工艺

金莲花茶加工工艺简单，即将金莲花盛开的花朵整个采摘，阴干，开水冲泡即可饮用。金莲花在水中徐徐展开花瓣，如同重新绽放一般。茶汤金黄剔透，有淡淡花香入鼻，喝后神清气爽。长期饮用有抗炎抗癌、降压明目等作用。

金莲花具有丰富的文化底蕴，加之营养丰富，含多种人体所需的微量元素，是极具开发潜力的山西药茶品种。

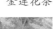

金莲花茶　　　　　　　　　　金莲花茶茶汤

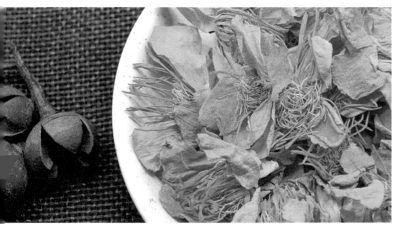
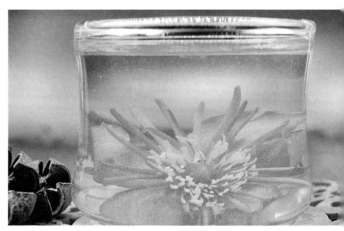